ORIGINAL POINT PSYCHOLOGY | 沅心理

陈博士说健康

低糖生酮

科学减重与慢病逆转

[美] 陈俊旭 著

华龄出版社
HUALING PRESS

北京市版权局著作权合同登记号 图字：01-2025-1928 号

图书在版编目（CIP）数据

低糖生酮 ：科学减重与慢病逆转 / （美） 陈俊旭著 .
北京 ：华龄出版社， 2025. 7. -- ISBN 978-7-5169
-3012-0

Ⅰ. R247.1；R4

中国国家版本馆 CIP 数据核字第 2025BT8295号

策　划　颉腾文化
责任编辑　貌晓星　　　　责任印制　李未圻

书　名　低糖生酮：科学减重与慢病逆转
作　者　[美] 陈俊旭
出　版
发　行　华龄出版社 HUALING PRESS
社　址　北京市东城区安定门外大街甲 57 号　　邮　编　100011
发　行　（010）58122255　　传　真　（010）84049572
承　印　文畅阁印刷有限公司
版　次　2025 年 7 月第 1 版　　印　次　2025 年 7 月第 1 次印刷
规　格　880mm × 1230mm　　开　本　1/32
印　张　8　　字　数　185 千字
书　号　ISBN 978-7-5169-3012-0
定　价　69.00 元

作者序

生酮饮食带来的改变，很有感！

很多人都知道《吃错了，当然会生病》，许多人选择有机食物，同时补充营养品，尽量避开加工食品、垃圾食物，但最后还是得了糖尿病、高血压、高血脂等。这是为什么呢？

最后一个须考虑的环节也是最常被忽略的重点，那就是营养比例。碳水化合物、蛋白质、脂肪三大营养素摄取比例的不同，对身体有非常大的影响，这是很多人都不知道的事。

如果把饮食中的碳水化合物摄取量降下来，就会发生奇妙的事情。这也是低糖饮食和生酮饮食近年来席卷欧美的原因之一，无数人身体力行，并且伴随大量科学证据的涌现。

但是，生酮饮食和传统高糖饮食的观念是背道而驰的，主流医师和营养师在学校没有学过，保守的民众也觉得不可信。所以，就形成了一种壁垒分明的现象。赞成者与反对者各自坚守立场，甚至出现意识形态之争。

几年前中国台湾就开始大规模流行生酮饮食，在 2017 年达到顶峰，网络上的讨论热度很高，但由于保守派的反击，到 2018 年又安静了许多。不过，这波浪潮的源头不在台湾地区，所以势必会再度兴起。我个人认为，沟通需要根据事实，不要带有情绪，彼此要有共同的目标，在和平中稳步成长，才是全民之福。

之所以倡导生酮饮食，是因为过去数十年间，公众普遍接受的教育是增加淀粉摄入、减少油脂消费，这导致实际饮食中的热量构成以高糖为主，与本书推荐的饮食方式大相径庭。尤有甚者，加工食品为了销量，大量标榜低脂，添加过多精制糖以丰富口味。还有含糖饮料泛滥，水果甜度越来越高，导致现代人在淀粉和糖分方面早已摄取超标。到底应该摄取多少糖类、生酮饮食有何优缺点都是本书讨论的重点。

我对低糖生酮已经有20多年的认识，本来觉得没什么好说的，有需要的人去做就对了。但是，有一次在电视台录像，看到知名营养师对着一碗红豆汤说那是低糖食物时，我就觉得问题已经很大了！再加上许多生酮新闻错误百出，例如说生酮饮食是低热量饮食、只吃肉不吃菜、糖尿病人不适合等，却没有人可以出来讲清楚，我实在看不下去了。

我写本书的目的，就是想要把生酮饮食讲清楚，希望可以抛砖引玉，让更多专家站在科学与实证的立场上，来探讨营养比例对健康的影响。

高糖—低糖—生酮，是我50年来饮食旅程的写照。多年前，我和大多数人一样，喜欢吃面条、水饺、面包、炒饭，身体也很健康，但随着年龄的增长，我的“糖尿病基因”蠢蠢欲动。30岁起，血糖就会“飘”，40岁后出现腰腹脂肪增多、饭后打瞌睡、脑雾现象，我不得不尝试低糖的饮食习惯。

我的“糖尿病基因”很强，父亲39岁得糖尿病，但我到目前都安然无恙，糖化血红蛋白值在5%左右，空腹血糖85mg/dL[①]，餐后血糖95mg/dL。这就好比枪里有子弹，只要不扣动扳机，就不会产生危险。我常说，不要怪罪基因。其实这组节约基因在远古时代是优势，只是到了富饶年代却容易致病，除非你改变饮食比例。我一路从一般饮食、食物四分法、低糖饮食，走到生酮饮食，我不是赶流行，而是要让自己的下半辈子与糖尿病绝缘。

怎样才能让枪管里的子弹不发射呢？简单来说，就是要回到原始人的饮食与生活形态，即可关闭糖尿病基因。我不是要大家茹毛饮血，而是要认清致病机制，做该做的事，让古老的基因在现代生活也能悠然自在。详细的方法，就写在本书的减肥、糖尿病的必胜模型中。

在老一辈人的年代，很少人有肥胖症状和糖尿病，而如今，很多人为此所苦，每年花费巨款也不见好转。这一定是方法出了问题，才会如此不堪。本书中所介绍的方法是我个人实践并应用于我在美国的诊所长达15年的策略，其安全性、可靠性和有效性均得到了验证。众多案例表明，若能正确执行，该方法能在短短两个月内有效逆转胰岛素抵抗，使减肥和血糖管理变得轻松自如。此外，对于提升脑部功能，该方法也展现出显著的即时效果。

话说回来，并非人人都需要生酮饮食，如果你每天吃大量淀粉、甜食，还能保持好身材和血糖稳定，那你可以继续践行高糖饮食。

为了让大家在采纳生酮饮食的同时享受美食，吴念庭和陈幸

① mg/dL为含量的单位，意思是毫克/分升，可以换算成毫摩尔/升。换算时与分子量有关，对于血糖，1 mmol/L = 18 mg/dL。

怡两位营养师夜以继日地研发了许多道生酮食谱，成功地将传统美食转化为符合低糖高脂标准的美食。在此，我对二位深表感谢。

最后，我要提醒大家，在医药发达的现代社会，人类寿命不断延长，健康水平却持续下降。许多人年纪轻轻就罹患各种慢病，经常吃药打针，而吃药打针所衍生的副作用更让许多人的生活和工作大受影响。人体的结构真的如此脆弱吗？我不这么认为，人体的设计与运作机制实际上是极为精细且坚韧的，人体的奥秘远超我们的认知范畴。让我们以谦卑之心去探索，最终或许能领悟生命的深刻真谛。希望大家都能找到属于自己的健康之路。

前言

冰糖制造商的老板劝我少说糖的缺点，要不然他的生意会不好，他还会补一句："糖也是食物的一种啊！"

我曾经提过反式脂肪与疫苗的问题，结果卖反式脂肪的企业董事长要找我约谈，卖疫苗的公司到法院控告我。我现在如果讲，吃过量的米饭、面食对身体不好，那是不是和所有稻农、面包店老板、农业组织、主流医师、主流营养师对立？

我在美国开诊所的时候，很多病人获得了显著的益处，甚至有些糖尿病患者实现了病情逆转，摆脱了药物依赖。几年前我因自身的需求开始执行低糖饮食，偶尔尝试非正式生酮饮食，后来彻底执行生酮饮食，每天测血酮、尿酮或气酮，之后的半年几乎每天保持在生酮状态，深刻体会到酮体的好处。可以说，生酮饮食大幅度提高了我的生活质量，我已经离不开它！

保守估计，至少有60%的现代人应该尝试生酮饮食。如果它可以改善大众的健康水平，而我恰好可以提供正确的知识与临床经验，那我该不该出面来讲清楚呢？

生酮饮食是一种高脂肪、适量蛋白质和低碳水化合物饮食方式，它让人模拟饥饿状态，强迫人体燃烧脂肪而非碳水化合物。100年前主流医学用它来治疗儿童癫痫。近年来，欧美很多专家建议用它来减肥、稳定血糖、提升大脑功能，甚至抗癌，效果显著。

生酮就是切换开关。本来全身细胞是烧糖的，现在切换成烧酮。酮体是由脂肪产生的，所以烧酮可以快速减肥，也可以解决很多糖所造成的问题。酮体是大脑最喜欢的能源，所以生酮后大脑会变得更聪明。癌细胞喜欢吃糖，不喜欢吃酮，生酮会把癌细胞饿死。

生酮饮食会颠覆你的生活习惯和生理机制，实施初期可能会遇到不少挑战，但要真的执行，就要认真彻底。一定要量血酮，确保其值保持在 0.5～3mmol/L 之间才有效，否则达不到预期效果，反而容易自我误导。如果血酮处于 0.5mmol/L 以下，充其量可以称作低糖饮食，不能称作生酮饮食。刚开始可以通过验尿酮确定是否进入生酮状态，不定期验血酮，生酮适应后，可以验气酮，既方便又省钱。

郑重声明，不是每一个人都需要生酮饮食。在执行之前一定要确定自己是否适合，大家参考第 1 章的问答做自我评估。如果分数不高，表示生酮饮食不是你的理想选择；如果你属于高危险群体，我会非常诚挚地邀请你参与。

正确的生酮饮食不会让人觉得在挨饿，血糖也变得非常稳定，所以用餐目的和以往的一般饮食非常不同。以前是因为肚子饿才要吃东西，不吃会没体力，现在是可以吃东西，也可以不吃。一天吃一餐、两餐、三餐都可以。

吃东西可以是一种享受，一种生活乐趣。不必吃多，挑自己喜欢的吃，慢慢吃、细细品尝。除了多吃脂肪之外，还要控制自己少吃一点蛋白质和淀粉类食物（尤其是肉类不能多吃，根茎类食物和水果刚开始最好不碰），因为一吃多，就会脱酮，也可能发胖。

跳过一餐不吃也很好，就让身体燃烧自己库存的脂肪吧！坚持一段时间，腰腹脂肪就会日渐减少，身材越来越苗条、结实。

生酮饮食犹如介于清水断食（只喝水、不吃其他食物的断食法）和一般饮食之间的一座桥梁，它有清水断食的好处，例如可以燃烧脂肪、排毒、调整血糖，让人神清气爽，又可以让你继续吃东西，满足口腹需求。

生酮之后，吃东西变成一种权利，而非义务。怎么说呢？以前为了不让自己挨饿，所以要不断觅食，但那是以葡萄糖为热量的时候。当身体切换成以酮体为热量的时候，身上随时库存好几个月的粮食（一般人身上的脂肪足够身体燃烧 120 天之久），吃不吃东西都没什么关系了。所以，喜欢吃、有时间吃就吃，若不想吃、没时间吃就不用吃。以前被食物绑架，现在可以掌控食物，恢复自由了！

长期执行生酮饮食，会不会缺乏营养呢？很有可能会，所以必须适时补充营养。

目录

第1章　我适合生酮饮食吗？

第2章　大家怎么看生酮饮食？

第3章　生酮饮食的要点

第4章　生酮饮食常见问题解答

第 5 章 什么是酮体?

第 6 章　酮症与酮酸中毒一样吗?

第 7 章　为什么胰岛素越高，腰腹越胖?

第 8 章　不要害怕饱和脂肪

第 9 章　为什么传统减肥法不容易成功?

第 10 章　如何选择适合自己的饮食形态?

第 1 章

我适合生酮饮食吗?

开始生酮饮食之前，先问自己适合吗?

- ☐ 觉得自己胖，身体脂肪超出理想范围
- ☐ 有腰腹脂肪，女性腰臀比大于 0.8、男性腰臀比大于 0.9
- ☐ 尝试过很多减肥方法，效果都不佳
- ☐ 午餐后想睡觉
- ☐ 容易肚子饿，饿的时候会心慌
- ☐ 有吃零食或点心的习惯
- ☐ 家族长辈有人罹患糖尿病
- ☐ 被诊断糖尿病或糖化血红蛋白值大于 5.7%
- ☐ 空腹胰岛素检测值大于 5μU/mL
- ☐ 甘油三酯检测值大于 150mg/dL
- ☐ 睡眠足够，却常常精神不济，爱打瞌睡
- ☐ 有脑雾现象，思考缓慢、注意力不集中、记忆力减退
- ☐ 晚上常做噩梦，或梦境紧张
- ☐ 半夜要起来小便 2 次及以上
- ☐ 女性被诊断罹患多囊性卵巢综合征，男性生殖能力下降
- ☐ 担心未来会得阿尔茨海默病，或已经得了
- ☐ 担心未来会得精神疾病（忧郁、焦虑、精神分裂），或已经得了
- ☐ 担心未来会得癌症，或已经得了
- ☐ 患有图雷综合征、癫痫、注意缺陷多动障碍、孤独症谱系障碍
- ☐ 有大脑损伤或多发性硬化症

以上答卷每一项答案为“是”得1分,“否”得0分，然后累加，得分越高，则越需要尝试生酮饮食。正确执行生酮饮食两个月之后，再做一次问卷，看看是否有改善，还可以对生理状况做好记录（见表1–1、表1–2、表1–3）。

注意，即使得分很高，胰腺已经不分泌胰岛素的糖尿病患者也禁止尝试生酮饮食。

2型糖尿病患者其实非常适合生酮饮食，可以快速逆转胰岛素抵抗，但如果胰岛β细胞功能指数（HOMA-β指数）低于20%，表示胰腺里的β细胞已丧失功能，生酮饮食会有酮酸中毒的风险。

对于一些特殊情况，在进行生酮饮食的过程中，建议有营养师或医师的专业督导，以免做错而导致生理运作失常。例如：酗酒者、肾脏病患者、严重肝病患者、孕妇、哺乳期女性、婴幼儿、癌症末期患者。

另外，还有少数罕见DNA缺陷的人也不适合生酮饮食，患这种病的人极少，而且他们也都在专业医师的严格监控之下进行特殊饮食，所以一般人不必太在意，但我还是列出来给有需要的人参考，具体如下：

- 原发性肉碱缺乏症
- 肉碱棕榈酰转移酶I型或II型缺乏症
- 肉碱–酰基肉碱转位酶缺乏症
- 脂肪酸氧化障碍
- 中链酰辅酶A脱氢酶缺乏症
- 长链酰辅酶A脱氢酶缺乏症
- 短链酰辅酶A脱氢酶缺乏症

- 长链 3- 羟酰辅酶 A 脱氢酶缺乏症
- 中链 3- 羟酰辅酶 A 脱氢酶缺乏症
- 丙酮酸羧化酶缺乏症
- 卟啉病

表 1-1　生酮饮食生理状况记录表

检查项目	生酮饮食前	生酮饮食后	指标	备注
体脂率			下降	正常值如表 1-2 和表 1-3 所示
腰臀比			下降	正常值女性 <0.8，男性 <0.9
空腹血糖			下降	正常值 <100mg/dL，生酮后 70～80mg/dL
餐后血糖			下降	正常值 <140mg/dL，生酮后 80～100mg/dL
糖化血红蛋白			下降	正常值 <5.7%，生酮后 <5%
空腹胰岛素			下降	正常值 <5μU/mL，生酮后更低
C 反应蛋白			下降	生酮后更低
甘油三酯			下降	正常值 <150mg/dL 生酮后 <50～100mg/dL
高密度脂蛋白			上升	若下降，表示要补充抗氧化剂
血酮			上升	必须在 0.5～3mmol/L 才是在生酮状态

注：其他可以检测的进阶指标有生长激素、睾酮、低密度脂蛋白亚型。

表 1-2　男性体脂率对照表 (%)

18～20	2.0	3.9	6.2	8.5	10.5	12.5	14.3	16.0	17.5	18.9	20.2	21.3	22.3	23.1	23.8	24.3	24.8
21～25	2.5	4.9	7.3	9.5	11.6	13.6	15.4	17.0	18.6	20.0	21.2	22.3	23.3	24.2	24.9	25.4	25.8
26～30	3.5	6.0	8.4	10.6	12.7	14.6	16.4	18.1	19.6	21.0	22.3	23.4	24.4	25.5	25.9	26.5	26.9
31～35	4.5	7.1	9.4	11.7	13.7	15.7	17.5	19.2	20.7	22.1	23.4	24.5	25.5	26.3	27.0	27.5	28.0

续表

36～40	5.6	8.1	10.5	12.7	14.8	16.8	18.6	20.2	21.8	23.2	24.4	25.6	26.5	27.4	28.1	28.6	29.0
41～45	6.7	9.2	11.5	13.8	15.9	17.8	19.6	21.3	22.8	24.7	25.5	26.6	27.6	28.4	29.1	29.7	30.1
46～50	7.7	10.2	12.6	14.8	16.9	18.9	20.7	22.4	23.9	25.3	26.6	27.7	28.7	29.5	30.2	30.7	31.2
51～55	8.8	11.3	13.7	15.9	18.0	20.0	21.8	23.4	25.0	26.4	27.6	28.7	29.7	30.6	31.2	31.8	32.2
56 及以上	9.9	12.4	14.7	17.0	19.1	21.0	22.8	24.5	26.0	27.4	28.7	29.8	30.8	31.8	32.3	32.9	33.3
年龄	偏瘦				理想				正常					超重、肥胖			

表 1-3 女性体脂率对照表 (%)

18～20	11.3	13.5	15.7	17.7	19.7	21.5	23.2	24.8	26.3	27.7	29.0	30.2	31.3	32.3	33.1	33.0	34.6
21～25	11.9	14.2	16.3	18.4	20.3	22.1	23.8	25.5	27.0	28.4	29.6	30.8	31.9	32.9	33.8	34.5	35.2
26～30	12.5	14.8	16.9	19.0	20.9	22.7	24.5	26.1	27.6	28.6	30.3	31.5	32.5	33.5	34.4	35.2	35.8
31～35	13.2	15.4	17.6	19.6	21.5	23.4	25.1	26.7	28.2	29.0	30.9	32.1	33.2	34.1	35.0	35.8	36.4
36～40	13.8	16.0	18.2	20.2	22.2	24.0	25.7	27.3	28.8	30.2	31.5	32.7	33.8	34.8	35.6	36.4	37.0
41～45	14.4	16.7	18.8	20.8	22.8	24.6	26.3	27.9	29.4	30.8	32.1	33.3	34.4	35.4	36.3	37.0	37.7
46～50	15.0	17.3	19.4	21.5	23.4	25.2	26.9	28.6	30.1	31.5	32.8	34.0	35.0	36.0	36.9	37.6	38.3
51～55	15.6	17.9	20.0	22.1	24.0	25.9	27.6	29.2	30.7	32.1	33.4	34.6	35.6	36.6	37.5	38.3	38.9
56 及以上	16.3	18.5	20.7	22.7	24.6	26.5	28.2	29.8	31.3	32.7	34.0	35.2	36.3	37.2	38.1	38.9	39.5
年龄	偏瘦				理想				正常					超重、肥胖			

什么是生酮饮食?

生酮饮食就是把饮食中的碳水化合物降到非常低，通常低到5%，把脂肪摄取量提高到70%，蛋白质维持不变，通常是25%。由于体内葡萄糖来源不足，会强迫身体转换脂肪作为能量来源。

人体细胞可以有两种能量来源，一种是来自碳水化合物的葡萄糖，一种是来自脂肪的酮体。碳水化合物被消化后，会变成葡萄糖，一般人以米饭、面食为主食时，身体就是用葡萄糖作为能量来源。但如果严格限制碳水化合物的摄取，提高脂肪的摄取量，脂肪就会被转换成酮体，成为身体的主要能量来源。这时，身体就是在生酮，这就是生酮饮食名称的由来。

简单说，生酮饮食是一种低糖、高脂、适量蛋白质的饮食方式，它可以把身体细胞的能量来源从葡萄糖转成酮体。在这种状态之下，许多健康问题都会得到改善。

低糖饮食又是什么？

碳水化合物又称糖类，包含淀粉、糖分、纤维。一般常吃的米饭、面食、根茎类、蔬菜、水果，甚至豆类、坚果中都含有碳水化合物。一般来说，不含碳水化合物的食物是肉类、油脂类。一些人会简称碳水化合物为碳水，在本书中，则一律称为糖类。注意，糖类不等于糖分。

生酮、低糖和一般饮食的差别？

很多执行生酮饮食的人，其实对糖类或蛋白质摄取太多，导致根本没生酮，用血酮机测一下就知道。这些人信誓旦旦称自己生酮饮食几个月或几年，其实只是在尝试低糖饮食而已。有没有减肥？有没有稳定血糖？有，但那只是低糖饮食的效果，他还没见识到生酮饮食的真正威力。

所以，不要听信任何人跟你说他在尝试生酮饮食，他可能用这理由来劝说你生酮饮食没效果或多神奇，但不要轻信，你应该直接问他的血酮值是多少。如果没有到 0.5～3mmol/L，就无法证明他在执行正确的生酮饮食。接下来让我们看看生酮、低糖和一般饮食的差异（见图 1-1、表 1-4）。

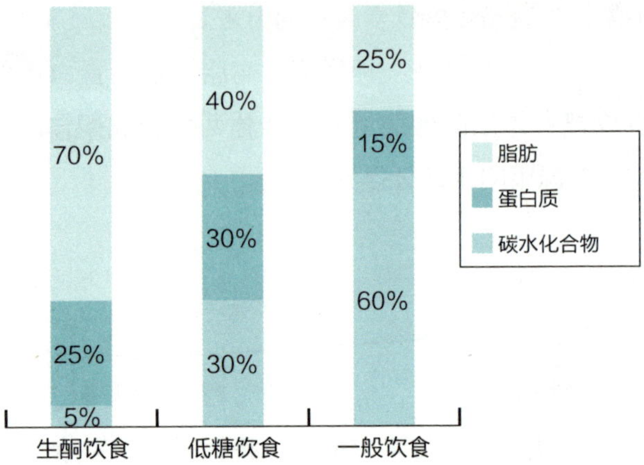

图 1-1　生酮饮食、低糖饮食、一般饮食的营养比

表 1-4　生酮饮食、低糖饮食、一般饮食的差异

	生酮饮食	低糖饮食	一般饮食
糖类摄取	极少量	少量	大量
脂肪摄取	大量	少量	少量
蛋白质摄取	中量	中量或大量	大、中、小量都有可能
血糖起伏状况	不起伏	有起伏但较平稳	起伏剧烈
胰岛素分泌	很少量	少量	大量
细胞热量来源	酮体	葡萄糖	葡萄糖
葡萄糖来源	极少葡萄糖	饮食中的糖类，或蛋白质慢慢转换成血糖	饮食中的糖类
血酮数值（mmol/L）	0.5～3	<0.1	<0.1
对糖尿病患者的影响	改善	改善	不利
对减肥的影响	速效	效果还可以	效果差

续表

	生酮饮食	低糖饮食	一般饮食
外食	去掉糖类 还要大量加油	去掉糖类就好	方便
执行难易度	比较不方便	还不难	到处可食

生酮饮食和低糖饮食有什么差别?

生酮饮食属于低糖饮食的一种，严格要求净碳水化合物每日摄取 20 克以下（约 5% 总热量），以此保证生酮。本书介绍的美国流行的低糖饮食，绝大部分都没有要求脂肪的摄取量，只有生酮饮食强调脂肪摄取最好占总热量的 70% 以上，甚至有些特殊案例还要求达到 90%。如果在减肥期，那么生酮饮食可以减少脂肪摄取，以驱动身体燃烧身上脂肪，但达到理想体重后，还是要把脂肪摄取提高到 70%。

所以，生酮饮食是一种极低糖、高脂的饮食，并限制蛋白质摄取量，以此保证生酮，而其他的低糖饮食不能保证生酮。例如十几年前在美国很流行的阿特金斯饮食也是低糖、高脂饮食，但阿特金斯饮食就不能保证生酮。这是因为阿特金斯饮食未严格限制每日净碳水化合物摄取在 20 克以下，也未限制蛋白质的摄取量。

总之，低糖饮食的种类很多，大多数都不能生酮，但低糖饮食的确可以降低胰岛素分泌、逆转胰岛素抵抗、稳定血糖，但身体还是以葡萄糖为热量来源，只有严格控制每日净碳水化合物摄取量低于 20 克，而且控制蛋白质在 25% 以下，才可能生酮，这一点要特别注意。

生酮饮食有什么好处?

生酮饮食把碳水化合物的摄取量降到极低，也就是要避开米饭、面食、根茎类，甚至水果，这样会立即产生效果，就是血糖会下降（饮食中的淀粉和糖分减少了，血糖当然会下降），然后胰岛素也会跟着下降（因为胰岛素的工作是要把过多的血糖送进细胞，如果血糖不高，胰腺就不必分泌太多的胰岛素）。胰岛素下降之后，腰腹脂肪也会跟着减少。

稳定血糖

生酮饮食在生理上立竿见影的效果就是血糖、胰岛素下降。我执行生酮饮食后，发现餐前与餐后的血糖值差异只有 10mg/dL，以前的血糖波动完全消失了，身体的感觉很好。亲爱的读者，如果你担心自己未来会得糖尿病或已经得了糖尿病，生酮饮食会大幅提高你的生活质量，但前提是要确定你的胰腺还在分泌胰岛素，否则会有酮酸中毒的风险。

西方主流医学已经有很多证据可以证明生酮饮食对糖尿病的好处。2005 年《内科学年刊》研究证实，低糖饮食可以提高胰岛素敏感度达 75% 之多，而且同时可降低糖化血红蛋白、甘油三酯和胆固醇。2008 年《营养新陈代谢期刊》研究证实，95.2% 的糖尿病患者在执行生酮饮食之后可以减少或停止使用降血糖药物。

如果我说斯蒂芬·菲尼（Stephen Phinney）医师和杰夫·沃莱克（Jeff Volek）博士是全球研究生酮饮食第二权威的学者，大概没有人敢说自己是第一权威。20 年来，他们通过学术研究，已经把生酮饮食搞得很清楚了。他们曾联合莎拉·哈尔贝格（Sarah Hallberg）

做了一件可能改变主流医学的事情。他们集合了一些医生，用生酮饮食进行大规模临床试验，目标是要逆转糖尿病、肥胖、血脂异常、高血压和发炎。他们每年发表一篇论文在主流医学期刊上，报告疗效如何。关于糖尿病的第一年研究报告已于 2018 年 2 月出炉，论文发表在《糖尿病治疗期刊》（*Diabetes Therapy*）上。

结果非常令人振奋，不但受试者的糖化血红蛋白值从平均 7.6% 下降到 6.3%, 体重减少 12%，94%的受试者减少或停止注射胰岛素，高血压指数、甘油三酯、肝指数、高敏 C 反应蛋白通通都下降了（见图 1–2）。

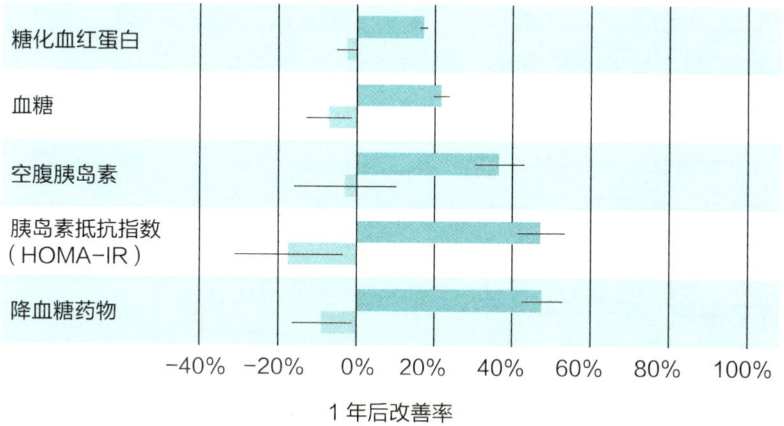

图 1–2　执行生酮饮食 1 年后改善糖尿病的临床结果

注：由三位医师和博士所主导的 Virta 疗法计划，明显降低糖化血红蛋白、血糖、空腹胰岛素、胰岛素抵抗指数、降血糖药物。用传统方法治疗的对照组不但没有进步，还有少许恶化，尤其是胰岛素抵抗更趋严重。改善率为正值代表降低，而对照组的改善率为负值代表升高。

减肥

由于身体生酮后，只会燃烧酮体，所以只要总热量摄取保持在身体所需的热量以下，身体就会燃烧身上的脂肪，因而达到减肥的作用。我从很多病人和读者身上发现，生酮之后，身上最先消失的肥肉就是腰腹脂肪。这也是我决定彻底执行生酮饮食的最大动力，因为腰腹脂肪不但让人体型不雅，而且它是万病之源！

生酮饮食是有效的减肥利器，如果一些胖人试过很多减肥法都无效，不妨试试生酮饮食。

2003 年《临床内分泌新陈代谢期刊》的一篇研究证实，生酮饮食的减肥效果是传统低脂、限制卡路里的饮食的 2.2 倍。2007 年《糖尿病医学期刊》证实，低糖饮食的减肥效果是英国糖尿病学会建议的饮食的 3 倍。

在沃莱克博士的生酮饮食临床试验中，一年后，糖尿病受试者的肥胖比例从 46%下降到 20%。

不容易饿

用生酮饮食来达到减重的目的，除了效果显著，它还有一个特别的优点，就是不容易饿。传统观念认为减肥就是要饿肚子才会有效，但在生酮饮食的世界里，没这回事。

精神更好

由于酮体进入脑细胞比葡萄糖更有效率，而且代谢过程不会产生有害物质，所以生酮饮食可为大脑提供很好的干净能源。大部分人执行生酮饮食后，都会觉得精神更好、注意力更容易集中、思考更清晰。由于血糖稳定而饭后老想打瞌睡的现象在生酮饮食之后就会消失，这是我受益无穷的一个亲身体验，光是这个好处就让我的工作产值提高了很多。

可享美食

生酮饮食者要摄取很多脂肪，也要适量摄取蛋白质，而这些脂肪和蛋白质吃起来通常很美味。我个人认为，生酮饮食之所以在一些国家和地区掀起一股巨大的流行风潮，就是因为它减重的效果又快又好，还可以让人们享受美食，不用饿肚子。体验过的人口碑相传，所以就没有人能挡住这个流行趋势。

治疗癫痫

将近 100 年前，西方主流医学就开始使用生酮饮食来治疗儿童癫痫症，效果显著，但自从癫痫药物问世之后，就不被鼓励使用。一直到最近，研究发现其实生酮饮食对于癫痫的疗效胜过所有癫痫药物。

降低患心脏病风险

生酮饮食可以降低患心脏病的风险，主要原因是生酮之后，会燃烧血中甘油三酯，把血管清干净，因此可以降低心血管疾病的发生率。

沃莱克博士研究一年后发现，甘油三酯（TG）和高密度脂蛋白胆固醇（HDL–c）都有明显改善，TG/HDL–c 的比值从 4.7 下降到 3，血压和发炎指数也下降了（见图 1–3）。

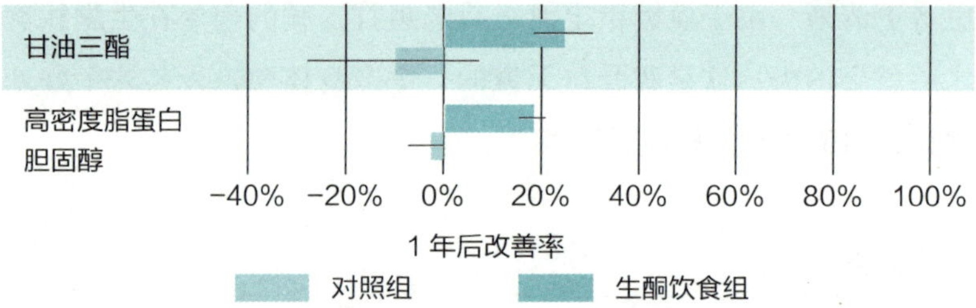

图 1-3　执行生酮饮食 1 年后血脂率都下降

注：由三位医师和博士所主导的 Virta 疗法计划，明显降低甘油三酯和高密度脂蛋白胆固醇。用传统方法治疗的对照组不但没有进步，还有一定程度的恶化。

抑制癌症

有些研究已经证实生酮饮食对于脑癌有明显的抑制效果，而且可强化健康状况和延长存活期。因为癌细胞倾向于使用葡萄糖，而不善于使用酮体作为能量来源，所以许多研究正在探讨生酮饮食是否也对脑癌之外的癌症有帮助。

这方面研究人们知道最多的是多米尼克·达戈斯蒂诺（Dominic D'Agostino）博士。他在 TED（技术、娱乐、设计）演讲节目上有一句话讲得很妙："糖瘾是癌细胞的脚后跟。"其意思是癌细胞喜欢吃糖，把糖戒断了，它就无法行走。他在 2013 年发表的研究证实生酮饮食对癌细胞全身扩散的老鼠，可以抑制其肿瘤生长，并且老鼠存活率提高 56.7%，若结合高压氧治疗，可提高至 77.9%（见图 1-4）。

有些医师认为并非所有癌细胞都无法使用酮体，可能生酮饮食只对某些癌症有效，至于真实情况如何，则有待未来更多研究来证实。

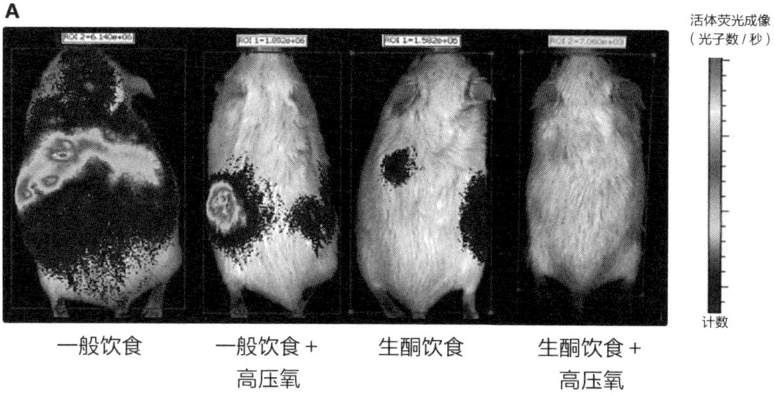

图 1-4　不同饮食与老鼠的肿瘤情况

注：老鼠身上的肿瘤在不同饮食 21 天后的变化：有亮斑的地方显示癌细胞的成长和扩散。

改善阿尔茨海默病患者的状况

早期的实验证明高脂肪饮食会增加类淀粉斑块的沉淀，这是老年人大脑病变现象。然而，这些研究并未大幅降低碳水化合物的摄取，也没有限制卡路里。所以，用这样的研究得出高脂肪会引起脑部病变的结论，我个人觉得有失客观。

生酮饮食要求摄取高比例脂肪，对阿尔茨海默病是有利还是有弊呢？有研究发现，老鼠执行生酮饮食 43 天之后，脑中的类淀粉斑块减少 25% 之多，限制热量摄取也减少了类淀粉斑块沉淀。如果给老鼠喂食 β－羟基丁酸（这就是体内所产生的血酮），其轻微病症可以得到逆转。2015 年，人体实验也取得了成功，这是一个令人振奋的消息。

除此之外，生酮饮食中的高脂肪摄取，如果是选用富含有益大脑的必需脂肪酸，也会改善阿尔茨海默病患者的学习能力。另外，生酮饮食所产生的血酮，也就是 D–β–羟基丁酸，已证实对下丘脑神经元有保护作用，可免于类淀粉斑块所产生的毒性干扰。

所以，结论应该是高脂肪、低碳水化合物的生酮饮食对阿尔茨海默病有改善作用。但若是高脂肪、高碳水化合物的饮食，那就没有帮助，还可能恶化。总之，关键在于碳水化合物，而非脂肪。

治疗帕金森病

最近研究证实 β–羟基丁酸对患有帕金森病的老鼠有保护神经的作用，可能的机制为酮体对线粒体的产能有改善作用。

大脑损伤时的保护作用

最近许多动物实验证实 2 天断食或 7 天的生酮饮食，对于脑卒中、大脑缺氧、急性脑损伤、脑震荡有神经保护性。可能的机制是因为 β–羟基丁酸在脑细胞损伤时，是很好的替代能源。

治疗其他精神疾病

生酮饮食对于癫痫有非常神奇的效果，确切的生理机制至今还是个谜。既然酮体对大脑有保护性作用，那对于其他精神疾病会不会也有帮助呢？我对此寄予厚望。

除了前面提到的大脑损伤、阿尔茨海默病和帕金森病，后来的研究陆续发现生酮饮食对治疗肌萎缩侧索硬化症（俗称渐冻症，ALS）、多发性硬化症、慢性头痛、情绪波动、双相情感障碍、恐慌症、广泛性焦虑障碍、精神分裂症、孤独症谱系障碍、注意缺陷多动障碍，似乎都有帮助。

精神分裂症（认知失调）应该是最难治愈的病了，但早在

1965 年，10 位顽固型精神分裂症女性患者进行为期 2 周的生酮饮食后，症状有明显减缓。2009 年，一位患有严重精神分裂症的 70 岁的女性进行了 12 个月的生酮饮食，每天碳水化合物限制在 20 克以内，她从第 8 天开始就察觉症状明显减缓，甚至自 7 岁以来一直有的幻听和幻觉居然完全消失。这个案例发表在 2009 年的《营养与新陈代谢期刊》上。

美国精神科医师乔治娅·埃德（Georgia Ede）说："如果你有大脑，你就要认识生酮饮食。"我觉得这句话讲得真好。我个人要不是亲身彻底执行生酮饮食，我还真不敢相信生酮之后大脑运转更有效率、注意力更集中、记忆力更好、压力再大也不会做噩梦、睡眠质量好很多。我的结论是，酮体对大脑而言，是最干净的能源，就像钻石一样珍贵，而葡萄糖在大脑里就好像黑煤在火力发电厂燃烧，制造污染。

治疗多囊性卵巢综合征

多囊性卵巢综合征（PCOS）是现代成年女性常见的一种内分泌疾病，大约占可生育女性人口的 4%。其症状有经期紊乱、毛发过多、不孕、腹型肥胖、胰岛素抵抗、空腹胰岛素过高、2 型糖尿病、高血脂。由于生酮饮食可大幅降低胰岛素分泌以及提高胰岛素敏感度，所以对于多囊性卵巢综合征有逆转效果。

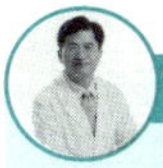

陈博士小讲堂

一个靠生酮饮食治愈脑癌的病例

英国 27 岁的安德鲁·斯卡伯勒（Andrew Scarborough）于

2013 年罹患一种名为间变性星形细胞瘤的恶性脑癌，手术后紧接着做了几个月的化疗和放疗都无效，他决定尝试生酮饮食，虽然医生警告他生酮饮食不会有帮助，而且大脑需要葡萄糖作为养分。但他义无反顾，开始吃大量脂肪，而碳水化合物吃得非常少。他吃大量的浓厚鲜奶油、椰奶、椰子油、坚果、奶酪、鳄梨，只吃低糖的蔬菜与水果。

你猜效果怎样？血酮和血糖值都很不错，但身体状况并未得到改善，卧床好几个月，直到他把椰子油、鳄梨、坚果和蔬果从饮食中拿掉后，效果才显现，然后大量摄取奶油和牛油，喝大骨汤、吃动物内脏，更惊人的是他还吃昆虫。

他还摄取维生素 D_3、高质量岩盐或海盐、含中链脂肪酸的油（椰奶和椰子油会诱发他头痛和癫痫，所以他只能吃纯化的中链脂肪酸）。

他的生酮饮食属于非常极端的类型：85%脂肪、15%蛋白质，几乎没有碳水化合物，每天差不多吃 70～75 克蛋白质、200 克脂肪，但他没有其他选择，只有这样吃健康状况才能持续改善。

每天他要吃鸡蛋 2～4 颗、肝脏、羊脑、沙丁鱼、大骨汤、蟋蟀与虫（混在鸡蛋里）、香草、红肉、动物脂肪、奶酪，偶尔会吃大量浓厚鲜奶油。他用这些自己尝试的饮食把血酮值控制在 3～5mmol/L、血糖值控制在 54～72mg/dL。

到了 2015 年 5 月，电脑断层扫描不但证实他的脑瘤完全消失，而且连疤痕都愈合了！他说他现在比以前更健康。

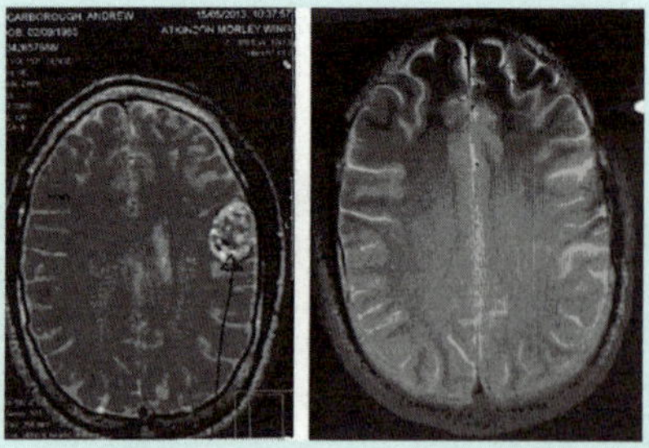

我只能说这实在是很极端的案例，读者不要轻易效仿。这个案例告诉我们，每个人的体质真的不同，而他的身体对于碳水化合物几乎无法忍受。如果我们把一般人比喻成油电混合车，那他就是纯电动车（酮），一点都不能使用汽油（碳水化合物），否则他的大脑就会出错。

如果你看得懂英文的话，他的博客 Mybraincancerstory（我的脑癌故事）非常值得拜访。他的亲身体验或许会带给你不少启发，例如他曾提到饮食中的 DHA（二十二碳六烯酸）对现在的他来说比高血酮值更加重要。

生酮饮食适合我吗？

这是一个见仁见智的问题，决定权完全在你。如果你很满意现在的身体状况，也很满意现在的饮食，那就继续保持，不必跟着赶生酮饮食的潮流。但如果你有下列的健康问题，例如肥胖、糖尿病、癫痫、脑部损伤、精神疾患、脑癌、多囊性卵巢综合征，我建议你不妨试试。

如果你没生什么病，只是饭后老想打瞌睡、平时无精打采、注意力不易集中、腰腹肥肉越来越多，因此想要精神更好、身体更健康，那你也可尝试一下，或许你会有意外的惊喜。

如果你嫌生酮饮食（脂肪：碳水化合物 = 70 ： 5）太激进，那也可以先从低糖饮食（脂肪：碳水化合物 = 40 ： 30）开始。

如果你是运动员，而且要参加比赛，生酮饮食刚开始可能会让你的爆发力降低。如果你常常要应酬或外食，生酮饮食会让你社交生活受阻或外食时伤脑筋，因为在高糖（高淀粉、高糖分）的外食环境里，要吃到高脂、低糖的饮食，实在很不容易。如果你可以三餐自行烹饪，甚至自己购买食材，那么生酮饮食就会比较容易执行，不会增加太多麻烦。

如果你有糖尿病，而且你确定胰腺已经不分泌胰岛素了，你就不该贸然进行生酮饮食。如果你常酗酒，那么最好不要碰生酮饮食，不然引发酮酸中毒可是很危险的。如果你正在怀孕或哺乳，或你是发育中的儿童或青少年，那我建议你全程要有医师在旁辅导，这样才比较安全。

网络上有一位王医师，执行生酮饮食 2 个月后，觉得对自己一点好处都没有。他是这么说的："生酮饮食使体重下降、肌力退步、胆固醇升高都是预期中会发生的，但我没料到整体血脂都显著恶化，连尿酸与发炎指数都跟着上升，这让我很难替生酮饮食找借口开脱。"所以他说生酮饮食不适合他。另外有一位谢医师，生酮饮食一年，本来体检报告满篇红，后来身体完全恢复正常，血糖、肝肾功能、血脂都正常了。他圆滚滚的身材恢复成标准身材，体重减了 20 千克。他原本常有的疲倦、过敏一扫而空，甚至午睡也不需要了。所以谢医师对生酮饮食非常认同，并在他的亲子诊所推广。

至于那位王医师呢？他的体检报告本来就显示一切正常，他外表结实精壮、精神很好，所以执行生酮饮食后，一点改善都没有，身体状况反而下降了。我要说的是，你一定要确定自己有需要，例如开头的问卷打分高于 6 分，才采用生酮饮食，否则你会觉得生酮饮食一点儿都没用。王医师本来就非常健康正常，没有生酮的需要，那怎能期待生酮可以带来什么好处呢？

第2章

大家怎么看生酮饮食？

为什么这几年欧美这么追捧生酮饮食？

因为减肥的效果实在太惊人了！一个人执行生酮饮食后，1个月减重5千克是很常见的，甚至有的人体脂可下降10%以上，而且精神状态和体力会变好，不必吃减肥代餐，不必斤斤计较卡路里，甚至不必运动，也不容易复胖。

在这个网络媒体盛行的时代，生酮饮食的好处迅速传播开来。你看到体态丰腴的同事、亲友或名人，短短几个月就变苗条，告诉你这是得益于生酮饮食，这样的信息无疑会激起每个人的好奇心与兴趣。而且这种饮食方法也不难执行，只要不吃碳水化合物，吃很多脂肪进行。有些人试着执行几个月之后，加入见证者行列，所以生酮饮食就这样成为热潮！

我常开玩笑说，生酮饮食让人躺着睡觉都可以减肥（这是真的！）。

我本来以为，生酮饮食只是另类医学的一个炒作话题，但我在美国发现它早已进入实证医学，近年来，西方主流医学期刊的相关研究非常多，在美国国家医学图书馆网页查询低糖（low carbohydrate），有16万篇研究论文；查询生酮（ketogenic），也有近3000篇。

生酮饮食到底是妖魔鬼怪还是人类救星？

尽管整个欧美兴起一阵生酮饮食的狂澜，但西方主流医师和营养师还是极力排斥生酮饮食，他们警告大众：碳水化合物吃太少会生病，饱和脂肪吃太多会堵塞血管，生酮饮食会导致酮酸中毒。

他们巴不得大家远离生酮饮食，但它真的这么恐怖吗？生酮饮食到底是不是妖魔？

人类历史上，那些首先提出与主流观念相悖的正确概念的人，往往会遭遇来自保守派的强烈抵制。我个人认为，生酮饮食正处于这条充满冲突的道路上。

曾经有一位肿瘤权威医师在电视节目上被主持人问到对生酮饮食的看法，他这样回答："我们对于生酮饮食的机制目前不是很清楚，所以我们不建议大家尝试生酮饮食。"这句话虽然代表大多数西方主流医师的心声，却在逻辑上犯了很大的错误。

如果你想去西班牙旅游，一位长辈对你说："我对西班牙不了解，所以我不建议你前往。"你是去还是不去？这样的回答你觉得有道理吗？答案是否定的。

你应该问去过西班牙的人、在西班牙住过的人或研究过西班牙人文地理的人，由他们来给建议。问一位对西班牙不了解的人，那你是问错人了，因为他给的建议，不管是赞成还是不赞成，都没有太大意义。

那位肿瘤权威医师应该这么回答："我对生酮饮食不了解，不能给你建议，你应该去问有这方面专长或经验的医师。"这样才是负责任的回答。

药厂对生酮饮食的态度如何?

如果生酮饮食大规模流行，很多人不用西药就能顺利治疗癫痫、糖尿病、肥胖症等，那么抗癫痫药物、降血糖药物、减肥药物等的销售量就会大幅下降。所以生酮饮食越盛行，药厂就越不赚钱。那么看起来药厂和生酮饮食有利益上的冲突。

为什么很多医师和营养师反对生酮饮食?

在一些媒体和网络上，对生酮饮食的看法呈两极化：拥护者大力倡导生酮的好处，呼朋引伴加入生酮的阵营，他们之中不乏专业医师和营养师；而反对者则把酮体描述得相当可怕（比如他们会说，生酮饮食会造成酮酸中毒），他们还常在媒体上呼吁民众为了健康，别道听途说。两者的立场非常坚定，壁垒分明。弄得人们一头雾水，不知道到底生酮饮食好不好，该不该尝试。

反对者主要以医师和营养师为主，但拥护者也不乏医师和营养师，所以我们也不能说医疗专业人士就一定会反对。那么两个阵营最大的不同点是什么呢？经我收集资料分析，得到一个结论，就是反对者绝大多数没践行过生酮饮食，他们只是以他们的所学来反对。

医学院对酮体唯一的认识与教导就是酮酸中毒，因此医师直接把酮体跟危险、休克、死亡画上等号。所以，当他们听到有人要用低糖高脂饮食来启动身体生酮时，当然要反对，怎么可能让这些脑壳坏掉的人来推广这么危险的饮食呢？虽然他们的反对，出发点是好的，目的也是为了维护大众的健康，但他们是否应进一步了解生酮饮食呢？

现代西方主流医学系和营养学系在课堂上几乎不会提到生酮饮食，或应该说不会正确介绍生酮饮食。我甚至看到一本营养学教科书中把 ketosis 翻译成酮中毒，那可是非常严重的错误。ketosis 是肝脏制造酮体有机分子的一种代谢状态，应该翻译成酮态，最差翻译成酮症，因为酮体对身体的好处多多。不过基于现今医学界习惯用语，本书统一称酮症。营养师和医师是否该去亲身体验生酮对身体的影响是好是坏？本书后边也会详述生酮饮食的酮症和酮酸中毒是非常不一样的两码事。

大部分人只要尝试生酮饮食，而且只要做对了，就不会反对，至少不会再认为生酮有那么可怕。

少数反对者之所以反对是因为尝试了生酮饮食，但是做错了，所以没体会到该有的效果，因此就反对。

传统营养学有哪些盲点？

1. 食材数量：传统营养学在几十年前，把每一份食物定出了一个量，这是一个硬性规定，仔细看看食品营养图鉴，你会很好奇，为什么一份猪肉是 35 克，而一份肥肠是 100 克。答案是，蛋白质含量为 7 克的肉类算一份，大肠的蛋白质少、脂肪多，所以一份大肠会比一份猪肉的重量多好几倍，但是，问题是谁记得住每种食物里面的蛋白质含量啊？虽然营养学会给大家一个比较容易记忆的通则：一份水果是拳头大、一份肉类是手掌大、一份主食是 1/4 碗白饭，但实际上食物的各种尺寸形状、营养密度，相当复杂，很少有人可以记得住。到了 2012 年相关人员把一份蔬果定为可食用部位100克。看起来已经有些统一了，但也未必。旧制一份水果定为碳水化合物15克，算一算本来1根香蕉是两份，现在1根香蕉变成一份，那么一份香蕉究竟应该是多少才正确呢？

不管新制、旧制，都非常让人混淆，因为这是一个武断的硬性规定。这种以份数来建议民众一天可以吃多少食物的方式，我个人认为是一个看起来便民但其实实操性很差的做法。因此，我从2003年在西雅图行医以来，就放弃使用每一份的量来指导患者，改用目测的食物四分法，不用记忆，直接用眼睛看一下，0.5秒就能分辨食物比例是否正确。因此，食物四分法深受患者与读者的欢迎，效果很好。

食物四分法虽然简单易行，但我发现有人居然连什么是蛋白质、什么是淀粉都搞不清楚，所以大家真的要对食材营养有基本知识（例如常见食材可粗分为蛋白质类、淀粉类、蔬菜类、水果类，而油脂常常隐藏在其他食材中）。鱼、肉、豆、蛋、奶属于蛋白质类，米饭、面食属于淀粉类，还有土豆、玉米、南瓜、红薯属于淀粉类而不是蔬菜类，这种以类别来取代食材数量计算，会让饮食世界变得单纯许多。

2. 计算热量：每个人体质不同，因此能量代谢效率也不同。有人代谢慢，吃一点食物就够，但有人就是新陈代谢很快，要吃很多才够用。即使同一个人，每天也会因活动量多少、气温与湿度的差异、激素分泌差异、压力大小、睡眠长短，而对热量摄取有不同需求。

例如我有时候到处演讲、赶报告，跟我偶尔待在家看电视，两者消耗的热量能一样吗？更别说启动身体生酮之后，根本不太需要额外的热量摄取，光是燃烧自己身上的脂肪就够，那怎能要求每人每天要摄取多少大卡[①]的热量呢？虽然营养师有一个公式，可以计算每个人的基础代谢率，并根据活动量来规定摄取多少热量，但我不赞成这么死板的方式。实际上我们发现有人身材小巧，但食量很大，反之，也有人块头儿很大，但每天吃的东西不多。

我认为最好的方式是依个人的需求而定，最重要的就是饥饿感，因为那是身体给你的信号，另外，从客观的角度来看，还可以参考运动量、代谢率、生酮与否、食材的营养比例、食材纤维素含量、消化吸收能力等。还有，400大卡的五花肉和400大卡的米饭，请问哪一个吃了容易饿？哪一个会刺激胰岛素分泌，而容易囤积成脂肪？所以要具体问题具体分析。以热量来看待食物，是以偏概全的方法，会误导人。大家要记得，一种食物的一卡不等于另一种食物的一卡。

3. 标注胆固醇含量：食物中胆固醇含量和血管内胆固醇含量无关，也和心脑血管疾病罹患率无关，这是我讲了十几年的老观念，2016年美国政府也曾证实过此观念，但现在有些营养图鉴和营养师还在强调食物中的胆固醇含量，这是一种误导，要尽快改正。有鉴于此，食品营养成分表里应把胆固醇含量删除，以免造成不必要的混淆。

生酮饮食是一种很新潮的饮食法吗？

当然不是，生酮饮食有着悠久的历史。人类在农耕时代之前，

① 1大卡指将1千克水在常压下提升1℃所需要的热量。对应的1小卡是指1克水提升1℃。1大卡=1000小卡。食品中常说的200卡路里或200大卡都是指大卡。

由于还不会种植稻米、小麦，所以三餐是以野生动物和野菜野果为主，很多原始人的饮食比例，就是低糖甚至生酮饮食。

进入农耕社会之后，虽然许多文明社会都以淀粉作为主食，但仍有部分种族保持低糖高脂饮食的习惯，例如因纽特人、蒙古人、一些非洲土著，这些种族的体力不会因为少吃淀粉而减弱，相反低糖高脂饮食让他们的体力更好。

早在公元前400多年，希波克拉底就描述过如何通过改变饮食来治疗癫痫。在《希波克拉底全集》这本书上也记载了一个癫痫患者在完全停止食物和饮料的摄取之后，癫痫就治愈了。

现在我们知道，人在断食的时候，身体会生酮，而当身体以酮体为热量来源时，癫痫就不容易发作。但人不可能长期断食，因此，早期科学家就发现以高脂肪为热量来源时，可以治疗癫痫，这就是生酮饮食的起源。

第一篇正式的科学研究始于1911年法国乔治·盖尔帕（Georges Guelpa）和让－马里·马里（Jean-Marie Marie）开展的癫痫饮食疗法的研究，那时的医师都用溴化钾来治疗癫痫，但会引起神经抑制性副作用（如认知迟缓）。20名癫痫患者实行低糖饮食并结合断食之后，其中两位患者的癫痫症状有显著改善，另外的18位在精神方面也大幅改善。

到了20世纪，美国的伯纳尔·麦克法登（Bernarr Macfadden）医师和他的学生休·康克林（Hugh Conklin）大力倡导断食的好处。休·康克林医师宣称用清水断食治愈了90%的儿童癫痫与50%的成人癫痫，随后断食变成了主流医学用来治疗癫痫的治疗工具。约翰·麦克默里（John McMurry）医师在《纽约医学期刊》发表文章，他用断食法紧接着无淀粉和无糖饮食，成功地治疗了许多癫痫患者。

1921 年，内分泌学家罗林·伍德亚特（Rollin Woodyatt）发现人在断食或进行高脂低碳饮食的时候，肝脏会产生 β－羟基丁酸、乙酰乙酸、丙酮（三者后来合称为酮体）。美国妙佑医疗国际（梅奥诊所）的拉塞尔·怀尔德（Russel Wilder）医师称这种饮食为生酮饮食，并从 1921 年开始使用这种饮食作为癫痫的标准治疗方式。他认为生酮饮食的效果和清水断食一样，但可以维持长久的时间。

1925 年，妙佑医疗国际的麦尼·古斯塔夫·彼得曼（Mynie Gustav Peterman）医师宣布当时的生酮饮食内容：儿童每千克体重吃 1 克蛋白质，一天 10～15 克碳水化合物，其余热量就来自脂肪。这和现在的生酮饮食非常相近。彼得曼医师还发现，接受生酮饮食疗法的癫痫儿童在行为表现和认知功能上也有改善。

随后 20 年，西方主流医学主要以生酮饮食来治疗儿童癫痫，1941 年到 1980 年发行的每一本小儿科学教科书，都会大篇幅仔细描述生酮饮食如何施行。

1938 年抗癫痫药物苯妥英发明之后，整个西方主流医学开始把焦点放在这个药物上，而逐渐放弃生酮饮食疗法。虽然 1971 年，彼得·胡滕洛赫尔（Peter Huttenlocher）医师发明了中链脂肪酸，可以让生酮饮食儿童多吃点碳水化合物，但随着抗癫痫药物种类越来越多，生酮饮食也就越来越不受重视。

越来越少的儿童实施生酮饮食疗法，受过相关训练的营养师也越来越稀少，因此常常由未受完整训练的人来执行生酮饮食，如此一来，计算不够严谨导致效果不够理想，大众也渐渐地对生酮饮食的疗效有所质疑。

生酮饮食曾经没落，为什么最近又流行起来了？

生酮饮食在抗癫痫药物发明之后，就渐渐不受重视，虽然 20% 左右的儿童癫痫服用抗癫痫药物也无效，但医师还是不太愿意建议生酮饮食。一直到好莱坞导演吉姆·亚伯拉罕斯（Jim Abrahams）两岁的儿子查理·亚伯拉罕斯（Charlie Abrahams）罹患了顽固型癫痫，在用尽各种方式都治疗无效之后，最后在约翰斯·霍普金斯医院进行生酮饮食，竟然奇迹般地治愈。随即吉姆·亚伯拉罕斯就成立了查理基金会（Charlie Foundation），制作许多影片来宣传与癫痫相关的知识，并赞助研究与发行刊物，其中他导演的一部影片《不要伤害我的小孩》（*First Do No Harm*）就讲述了生酮饮食，所以大众对生酮饮食又开始重视起来，并广泛探索生酮饮食对其他疾病的可能疗效。

虽说如此，2008 年凯瑟琳·马斯特里亚尼（Katherine Mastriani）等人的调查发现，欧洲和美国的小儿神经科医师还是倾向于开抗癫痫药物治疗儿童癫痫，只有在生酮饮食为唯一选项时，才会建议生酮饮食，有些儿科医师甚至从来没有向任何患者建议过生酮饮食。

虽说主流医学依然认为生酮饮食不安全，不过，由于网络快速发展、科学知识广泛普及，很多人因此可以获得真实、有效的信息，生酮饮食这 10 年来在许多国家流行起来。

第3章

生酮饮食的要点

营养摄取

到底要吃多少蛋白质?

一般人每天大约1千克体重要吃0.8～1.2克蛋白质：办公室工作者吃0.8克，轻度活动者吃1.0克，常常运动者吃1.2克。例如体重70千克的人，一天吃70克蛋白质，换算成各种肉类、蛋类，大概是350克的牛肉、猪肉、鱼肉、鸡肉或鸡蛋。注意，肉类和蛋类组成成分中只有20%是蛋白质。如果在锻炼肌肉，则要每千克体重吃到2.0克蛋白质，换算成肉类、蛋类是700克。以热量来计算，生酮饮食的蛋白质需占总热量的20%～25%，不可太多。

蛋白质专家唐纳德·雷曼（Donald Layman）医师认为，一般成年人每餐的蛋白质必须限制在30克以下，每日不超过140克（相当于700克肉类），才不会启动糖异生过程，但实际上有没有过量，还是要通过检测血酮来判断。

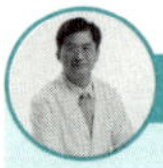

陈博士小讲堂

如何计算理想体重?

有些人体重大，身上以肥肉居多，难道也要以实际体重来计算蛋白质或脂肪的摄取量吗？会不会吃得太多？答案是会的。所以，最好以理想体重来计算蛋白质和脂肪的每日摄取量，这样减肥效果就会很明显。

记得我小学时，学到一个简单的公式，虽然现在好像不流行了，不过还是拿出来跟大家分享，因为实在很好记。简单理想体重计算方式，身高（厘米）减去 110，得到的数字就是理想体重的千克数。

理想体重（kg）= 身高（cm）−110

世界卫生组织的版本是这样的：

男性：（身高（cm）−80）×70% = 标准体重（kg）

女性：（身高（cm）−70）×60% = 标准体重（kg）

另外还有一种新式的版本：

理想体重 = 身高（m）× 身高（m）×22

理想体重 ±10% 为正常体重

理想体重 ±10% ~ ±20% 为过重或过轻

理想体重 ±20% 以上为肥胖或瘦弱

菲尼医师和沃莱克博士另外提出一种参考体重是根据保险公司判定的。他们认为每 1 千克参考体重应该吃 1.2 到 2.0 克蛋白质。参考体重不是实际体重，而是根据身高所制定的一个标准数字。

很多人执行生酮饮食，大量降低糖类的摄取，提高脂肪的摄取，好像都做对了，身体却不生酮，最主要的原因就是吃了太多蛋白质，导致蛋白质源源不断转变成葡萄糖，所以吃得再久也不见效果。

糖异生是人体在碳水化合物摄取不足时，在肝脏内，把氨基酸（来自蛋白质）、甘油（来自甘油三酯）、肝糖、乳酸转换成葡萄糖。这是一个让人可以继续存活的救命小机制，却是生酮饮食的隐藏敌人。有糖异生，就会有葡萄糖，就不容易生酮。

到底要吃多少脂肪？

脂肪摄取量通常要达到总热量的 70%。若是最极端的生酮饮食，例如为了治疗顽固型儿童癫痫，则要达到 90%。

每克蛋白质可以产生 4 大卡热量，每克脂肪可以产生 9 大卡。如果蛋白质摄取占 25%，脂肪摄取占 70%，那么理想体重 70 千克的人每天蛋白质摄取 70 克，那么脂肪应该摄取多少呢？

70×4÷25％ = 脂肪 ×9÷70%

脂肪 =87 克

答案是：87 克脂肪。大约就是 87 克的橄榄油、苦茶油或椰子油，因为这些食用油的纯度差不多 100%。但若是奶油、鲜奶油、肥肉，则会有水分，就要看其中脂肪占比多少，例如奶油的脂肪占比 80%，所以要吃 87 克脂肪就大约要吃 108 克奶油。体重 70 千克的人，如果每天吃三餐，每一餐就要吃 36 克的奶油。我的体重就是 70 千克，所以每餐 30 克以上奶油是我确保生酮又不会饿的关键数字（保留 6 克给肉类或坚果类里面的油脂）。这个 36 克奶油的前提是一天三餐，若一天只吃两餐，则一餐要吃更多奶油，或喝一些奶油茶来补充脂肪。

除了上述的食用油和奶油，有些食物也含有脂肪，例如五花肉、焢肉（肥的卤肉），在坚果种子类食物中也可能含有脂肪，也可能是加工食物里面早已添加油脂，或者有些人为了抗发炎额外补充的鱼油、亚麻籽油等中也含有大量脂肪。

总之，最精确的方式就是要计算所有食材，用 App 或笔、纸计算清楚每一餐吃的食物中脂肪到底有几克、占比是否达到 70%。

到底要吃多少碳水化合物?

生酮饮食最常见的错误之一就是吃的碳水化合物不够少，导致全身细胞还是依赖葡萄糖作为燃料，无法转换成以酮体为燃料的模式，因此就不能获得生酮饮食的好处。

到底碳水化合物要降到多少才能启动生酮模式呢？答案是不一定，如果是运动员、活动量大、年纪轻、没有腰腹脂肪、没有肥胖、没有胰岛素抵抗或糖尿病，那么你的碳水化合物摄取降到每日 100 克（大约 1.5 碗饭）就会启动生酮。但如果你不符合上述条件且年过 40，那么碳水化合物摄取必须控制在每日 30 克（大约半碗饭）以下，否则你就算脂肪吃得再多也不会生酮！

从表 3-1 中，我们可以看到，有些人吃 100 克碳水化合物，还可以生酮，但有些人则只能吃 30 克以下，这是因为每个人体质不同，用专业术语来讲，就是每个人三大营养素的代谢效率不同，这和基因、饮食、生活状态、习惯有关。

有人可能会问：如果我搞不清楚我的体质怎么办？没关系，不管你的体质如何，如果每天摄取的碳水化合物控制在 20 克以下，加上 70% 的高脂肪摄取，就可以保证生酮。这是一个保证成功的数字，对一个体重 70 千克的人来说换算成热量占比，大约是 5%。所以，我推荐每位想尝试生酮饮食的人，从这个数字开始，相信几天之后，就可以启动身体生酮，血酮数值可以提升到0.5～3mmol/L之间。一两周后，如果想多吃一点碳水化合物，可以逐渐增加，同时监测血酮数值不要低于0.5mmol/L。一旦血酮掉到0.5mmol/L以下，你就会知道，这时的碳水化合物摄取量，就是你个人的上限。

表 3-1　碳水化合物每日摄取量

每日碳水化合物上限	谁适合？
100g	运动员、活动量大、年纪轻、没有腰腹脂肪、没有肥胖、没有胰岛素抵抗或糖尿病
50g	一般人
30g	不是运动员、活动量不大、年过40、开始有腰腹脂肪或已经肥胖、有胰岛素抵抗或糖尿病

注：碳水化合物一定要控制在上限之下，身体才有可能生酮。

很多人不晓得每天摄取碳水化合物20克是一个什么样的概念。让我告诉你吧！一天吃一片吐司就够了，或半小碗饭，或半个烧饼，或半颗番石榴，或三盒豆腐。

有人会说，豆腐不是蛋白质食物吗？没错，但它的碳水化合物含量也不低！我个人完全不吃米饭或面食，常以豆腐作为植物性蛋白质来源，但豆腐只要吃多一点，就会摄取不少碳水化合物。大馒头是最可怕的，吃一个等于5天碳水化合物摄取上限的和（见表3-2）！

可能会有人问，真的不能吃饭吗？我个人的经验是能不吃就不吃，若真要吃，一餐可吃一口饭（或两根面条）吧！但你吃了这个配额，其他食物就完全不能含淀粉或糖分了。要不然，你的酮体就会消失。

表 3-2　常见食物的碳水化合物含量

食物	碳水化合物含量（克）
一碗饭	60
一碗面	30
一片吐司	24.6
一个烧饼	40.8
一个大馒头	94
一枚冰激凌球	12.7
一盒豆腐	8.1
一个番石榴	46.8
一根香蕉	31.6

我偶尔会把碳水化合物的配额留给水果，因为水果好吃、高纤维，可以补充维生素、矿物质与植物生化素，但也是只能吃一点点。尤其是水果越来越甜，生酮饮食者要特别小心！

你可能会说，为什么这么不公平啊？！有些人吃很多碳水化合物都没事，而我一餐只能吃一口饭或两根面条？我要告诉你，每个人的体质都不一样，他可以吃，你不一定可以吃。这和身体代谢形态有关（你是老虎，还是斑马？），也和祖先的饮食习惯有关（你是蒙古人或爱斯基摩人的后代？），也和你过去几年的运动量有关（胰岛素敏感或抵抗？）。

身上的肥肉是从哪里来的？

你在路上随便问一个人：身上的肥肉是从哪里来的？99%的路人都会回答：当然是吃肥肉来的！但我必须严肃地告诉你，这是一个听起来理所当然，却非常错误的观念，甚至连很多营养师和医师都有这个错误的观念。我先说正确观念，然后再好好解释给你听。

标准答案是：吃的脂肪越多，碳水化合物越少，你就会越结实（这好像是生酮饮食，不是吗？）。但吃的脂肪越少，碳水化合物越多，你就会越胖（这不就是鼓励少油低脂、多吃五谷杂粮的现代饮食吗？）。为什么碳水化合物吃得越多越会胖呢？请听我仔细说明。

人体全身血液中，其实血糖全部加起来，也不过1小茶匙（约5克）而已，总量非常稀少。但你随便吃一餐，米饭或面食里的淀粉就会迅速被小肠消化成100克葡萄糖进入血液。人体的血液怎么容许血糖突然增高20倍呢？为了维持血糖稳定，这时胰岛素就会被分泌出来，赶紧把血糖送进细胞。但是，问题来了，平常不做高强度肌肉收缩的人，以及有胰岛素抵抗的人，葡萄糖进不到细胞里，只能逗留在血管中。血液中的一大堆无处可去的葡萄糖就会被赶到肝脏转变成脂肪酸，释放到血液中（这就是甘油三酯的来源），最后以肥肉的方式储存起来。

以上，就是体重过重者身上肥肉越来越多的真正原因（也是脂肪肝形成的原因之一）。肥胖的罪魁祸首不是你吃下去的肥肉，而是你吃下去的面食或米饭太多，偏偏你又不常做高强度的肌肉收缩运动，所以淀粉或糖分就摇身一变成为身上的肥肉，让你越来越发福！由于脂肪细胞有胰岛素抵抗，越胖的人，饮食中的碳水化合物变成身上肥肉的速度就越快，如此恶性循环，身上的肥肉就像滚雪球一样，越滚越大，无法停止。

那些几百斤的超级肥胖者，你猜是怎么形成的？不是因为他们基因有缺陷，是他们深陷在这恶性循环之中，而不自知。亲戚、朋友、营养师都告诉他们要少吃肥肉少碰油，多吃全谷类食物，如果他们听话，就会越吃越胖！错的不是肥胖者，而是别人告诉了他们错误信息。

地球上的生物有两种储存过多能量的方式：动物是以脂肪储存，植物是以淀粉储存。人是动物的一种，所以就是用上述长肥肉的方式储存你吃下的过多碳水化合物。这是每位小学生都要学习的基本常识，需要写入教科书。为了一辈子健康，为了避免罹患肥胖症、糖尿病、心脏病甚至癌症，我们必须紧紧牢记在心：问题在碳水化合物吃太多，不要错怪肥肉！

美国人为什么越来越胖？

人类自从 7000 多年前进入农耕社会之后，就习惯以稻米、小麦作为主食，碳水化合物越吃越多。近年来食品加工业发达，精制淀粉和含糖饮料更是席卷超市和餐厅。

美国人平均一年吃下的精制糖高达每人约 77 千克。1992 年以来，美国农业局建议的饮食准则里面，碳水化合物摄取占总热量的 55%～65%。

近 40 年来，美国政府误导民众脂肪是万恶之源，尤其是饱和脂肪，所以呼吁大家要喝低脂牛奶、吃低脂食物、少吃红肉。当食物中的脂肪减少后，会变得比较难吃，厂商就加入更多的糖分来取悦消费者，所以加工食品里面的淀粉和精制糖就越加越多。

这样做的结果就是美国人的精制碳水化合物越吃越多，肥胖率也越来越高，糖尿病罹患率随之攀升，这三者之间呈现紧密并行的关系。

人如果不吃淀粉或糖分会怎样？

答案是不会怎样，而且可能会更健康。有些营养师或医师在媒体上呼吁：大家千万不要迷信低糖饮食、生酮饮食！如果不吃碳水化合物，会缺乏营养，人会生病啊！大家应该常听到这类言论，听起来好像有道理，从历史上看，古人也是要吃饭、吃面，所以应该不能不吃吧？但事实上，这是错误的观念。

有常识的人都知道，三大营养素包括碳水化合物、蛋白质、脂肪。

碳水化合物→葡萄糖

蛋白质→氨基酸

脂肪→脂肪酸

大家都听说过有必需氨基酸、必需脂肪酸吧？必需的意思是，如果不吃它，人就会死掉，所以一定要从食物中摄取。

但是你听说过必需葡萄糖吗？没有，葡萄糖、果糖、乳糖、麦芽糖，不管单糖还是双糖，没有一个是必需的。换句话说，饮食中没有碳水化合物，人不会死；但不吃蛋白质、不吃脂肪，人会死掉。

有人会说，不行啊！细胞如果没有葡萄糖，怎么有热量来源？从生物化学的角度来看，很简单，虽然人不吃碳水化合物，但如果细胞需要葡萄糖，氨基酸可以在肝脏转变成葡萄糖（即糖异生），所以葡萄糖是不可能在身体中消失的，而且身体所需要的葡萄糖其实量很少，全身血液中才不过5克而已。况且，细胞除了可以使用葡萄糖作为能量来源，还可以使用酮体，这就是本书的重点——酮体是由脂肪酸转变来的。

所以结论是，不吃碳水化合物是没关系的，但不能不吃蛋白质和脂肪。不管是低糖饮食还是生酮饮食，都强调少吃碳水化合物，依据的就是这个理念。

生酮饮食的秘密武器：随身携带奶油块或一小罐橄榄油

生酮饮食最让人不习惯的地方，就是要把以淀粉为主食的习惯改成以脂肪为主食。为了达到这个目的，我们要额外努力摄取脂肪，如果只是依照以前的饮食习惯是不可能摄取足够脂肪的。我个人发现，要解决这个问题，最简单的方法，就是随身携带奶油或橄榄油。尤其出门用餐，如果不带奶油或橄榄油，那么很难保证摄取脂肪达到总热量的70%。

随身携带奶油是有学问的。奶油在冬天或在冰箱里是固体，在室温20℃就成半固体，到了夏天，温度超过32℃，就变成液体。所以，出门在外，我通常在车内放一个小的保温箱，里面放一包蓝冰，然后放一条奶油，这样就可以保持低温，让奶油一整天不会变成糊状。如果大热天要携带奶油，那就很不方便，我会改携带一小罐橄榄油，或是把奶油装在密闭较好的小广口罐里。

有人会说，西餐厅不是有那种小包装奶油块，每盒大约 10 克，带那种奶油不就好了？理论上是没错，而且也很方便，但那种包装的奶油对生酮饮食者来说，量稍微少了些，每餐至少要吃四盒才够，开销会比买大包装奶油高将近一倍，不环保，而且也不容易买到。

要注意，奶油必须冷藏，否则会容易坏，因为里面有水分、蛋白质与其他营养成分。如果制作成无水奶油，就会更稳定一些。可以像橄榄油一样装罐，携带外出，但要装在密闭广口罐里，因为冬天就会凝固，要用汤匙挖着吃。

如何自制奶油橄榄油混合体？

奶油是饱和脂肪，放在冰箱中会硬邦邦，拿出来要用刀子切；而橄榄油是不饱和脂肪，在室温下是液态，有时候在餐桌上倒来倒去又担心漏油。我有一个妙招，可以结合两者的优点。怎么做呢？就是把奶油放入小锅里加热，融化之后，把橄榄油倒进去，大约 1 ∶ 1 的比例，混合好之后，倒入广口玻璃罐里，冷却后放进冰箱，这个油就会呈现固体状，但又不会太硬。要吃的时候，从冰箱拿出来，要吃多少就用汤匙舀多少，量很好控制。

这种自制的调和油很特别，同时具备奶油香，又有冷压橄榄的辣呛味。你也不必担心老是吃奶油，饱和脂肪会不会吃太多和需不需要吃不饱和脂肪来平衡它。你用上述方法事先调好，每次吃就是你要的比例，你就可不必担心吃太多饱和脂肪。

我再次告诉大家，不要怕饱和脂肪。饱和脂肪有好有坏，身体需要好的饱和脂肪。我个人喜欢在食物中，摄取饱和脂肪与不饱和脂肪，比例大约 1 ∶ 1。告诉你一个小秘密，以前我有中度脂肪肝（不是我身体不好，而是高糖饮食造成的，据统计，有较大部分比例的上班族都有脂肪肝），后来我改成低糖饮食，多吃饱和脂肪，脂肪肝就完全消失了，超声波检查肝脏干干净净。是的，我是靠吃脂肪把脂肪肝逆转回正常的，请不要怀疑。

如果你还是觉得饱和脂肪不要吃太多，那也可以用你喜欢的比例来混合，例如奶油和橄榄油的比例为 1 ∶ 2，这样子的话，混合体的质地会更软。

如果你是用无水奶油来混合橄榄油，那这个混合体的保存期限就会延长很多。因为无水奶油的含油量几乎百分百，不像奶油还含有约 20%的水分、蛋白质及其他成分。奶油需要储存在 7℃以下，而无水奶油的储存条件就没那么严格。

鲜奶油和奶油差别在脂肪含量

鲜奶油和奶油的制作过程不同，因此脂肪含量也不同。生牛奶静置一段时间后，脂肪因密度较低，会浮在顶层，直接刮起来，就是鲜奶油。而奶油需要经过剧烈搅动过程，使脂肪进一步凝结而产生。鲜奶油的脂肪含量在 10%～40%之间，而奶油通常高达 70%～80%。

请读者买食品时，千万不要只看食品名称，一定要读标签，看有没有什么非天然成分。要学会看营养标示，特别注意脂肪和净碳水化合物的含量。

执行重点

生酮饮食该避开哪些食物?

简单来说，凡是高淀粉、高糖分的食物就要避开，例如：

含糖食物：汽水、可乐、果汁、冰激凌、糖果、蛋糕、饼干。

五谷杂粮：米、面、水饺、玉米片、麦片粥。

水果：所有水果，除了少量鳄梨、西红柿、草莓、蓝莓。

豆类：豌豆、蚕豆、红豆、绿豆、扁豆、鹰嘴豆。

根茎类：红薯、马铃薯、南瓜、胡萝卜。

低脂产品：低脂牛奶、低脂酸奶。

酒精：甜葡萄酒、啤酒。

其他：果酱、蜂蜜、枫糖、黑糖。

注：上述这些食物不是完全不能吃，而是你吃了一点点，就会把一天限量的碳水化合物额度用光。

生酮饮食要多吃哪些食物?

肉类：红肉（牛肉、羊肉、五花肉、鸡腿肉）。

海鲜：虾、蟹、鲍鱼、所有鱼类（肥油越多越好）。

蛋：所有鸡蛋、鸭蛋、鹅蛋、鹌鹑蛋都可以。

奶油：尽量挑草饲牛奶制的天然奶油，禁止人造奶油。

奶酪：未精制奶酪。

坚果：核桃、夏威夷果、腰果、亚麻籽、南瓜子。

好油：未精制橄榄油、苦茶油、椰子油、鳄梨油、鱼油、南瓜子油、亚麻籽油。

高脂或低糖水果：鳄梨、西红柿、草莓、蓝莓、柠檬。

叶菜类：扁平状的蔬菜（青菜、大白菜、卷心菜、芥蓝菜、空心菜、苋菜、芹菜、菠菜、韭菜、蒜苗）、花椰菜、海带、紫菜、青椒、茄子、黄瓜、芦笋、橄榄。避开埋入土里面的蔬菜，长在地面上的蔬菜和海中的藻类都可以。

所有菇类：蘑菇、金针菇、杏鲍菇、木耳。

天然调味料：海盐、胡椒、咖喱粉、五香粉等天然香料。

零食：99%黑巧克力。

饮料：水、气泡水、红茶、绿茶等。

关于各种食物的碳水化合物含量如下所示（见图 3-1 至 3-8）。

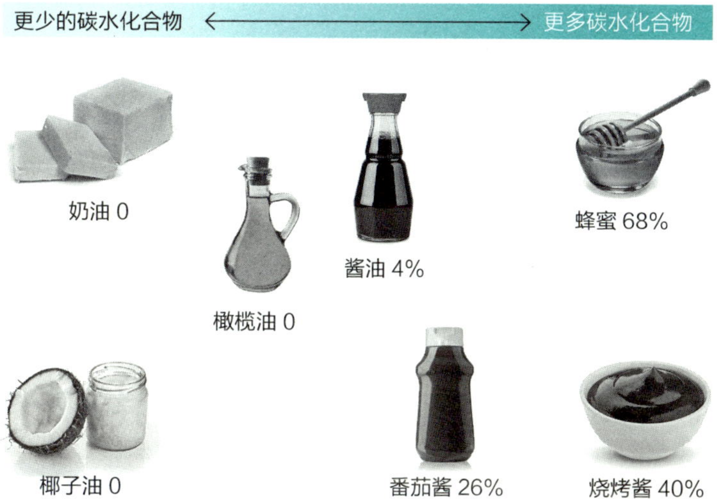

图 3-1　油类和调味料的净碳水化合物含量

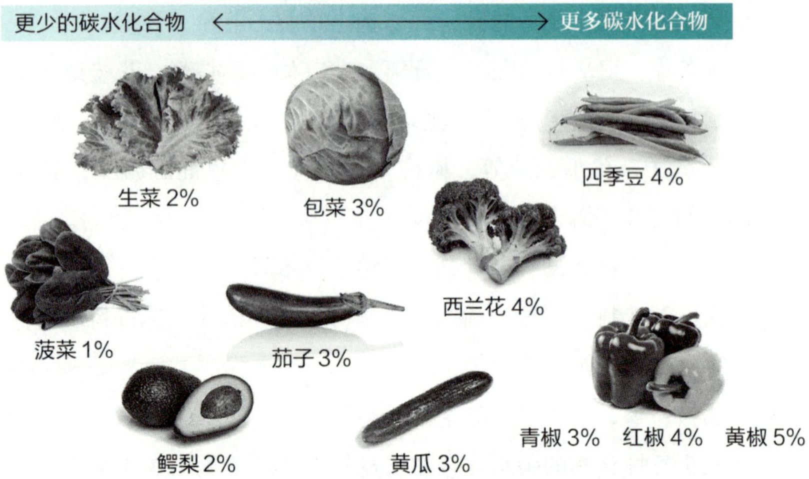

图 3-2　蔬菜类的净碳水化合物含量

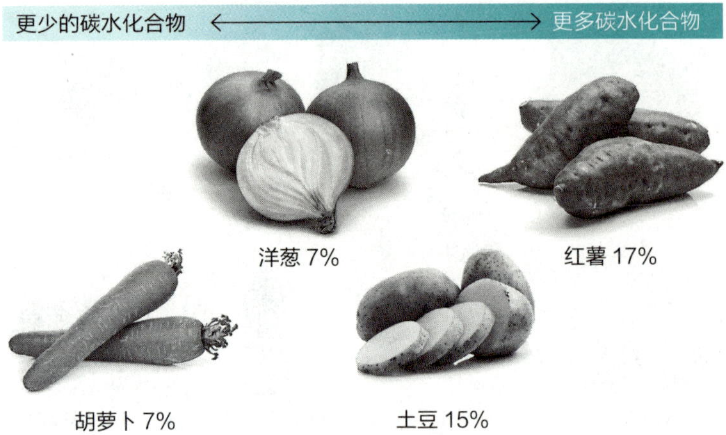

图 3-3　根茎类的净碳水化合物含量

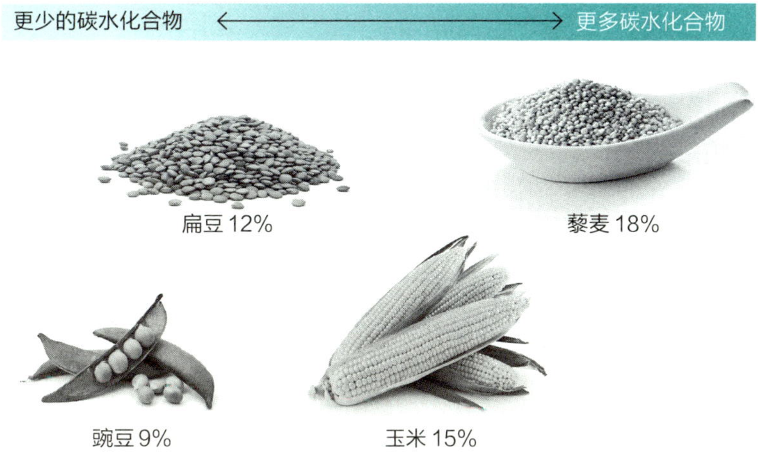

图 3-4 豆类与杂粮的净碳水化合物含量

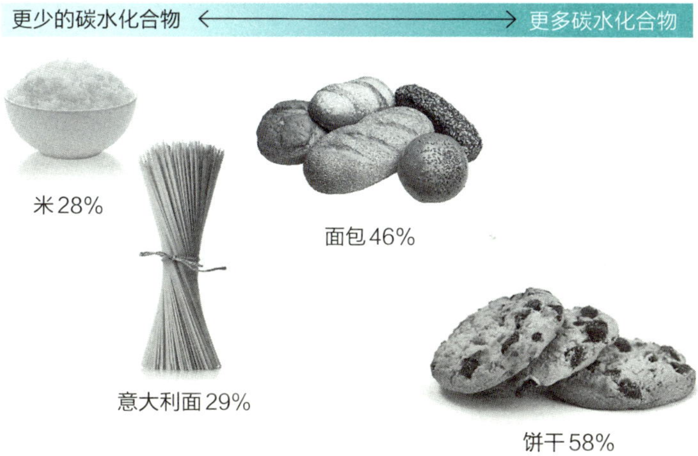

图 3-5 淀粉类的净碳水化合物含量

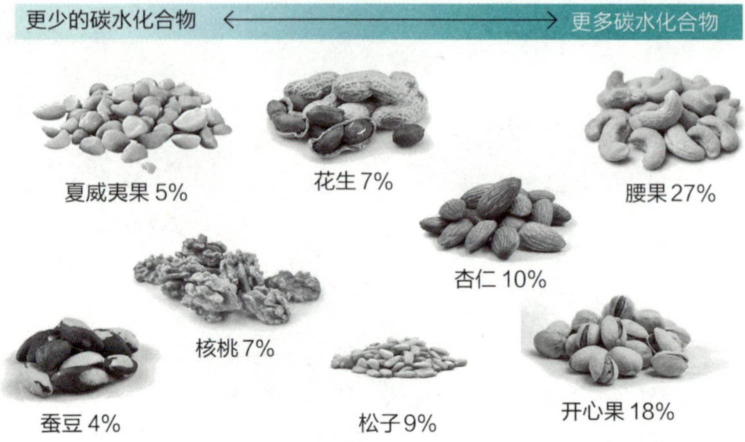

图 3-6　坚果的净碳水化合物含量

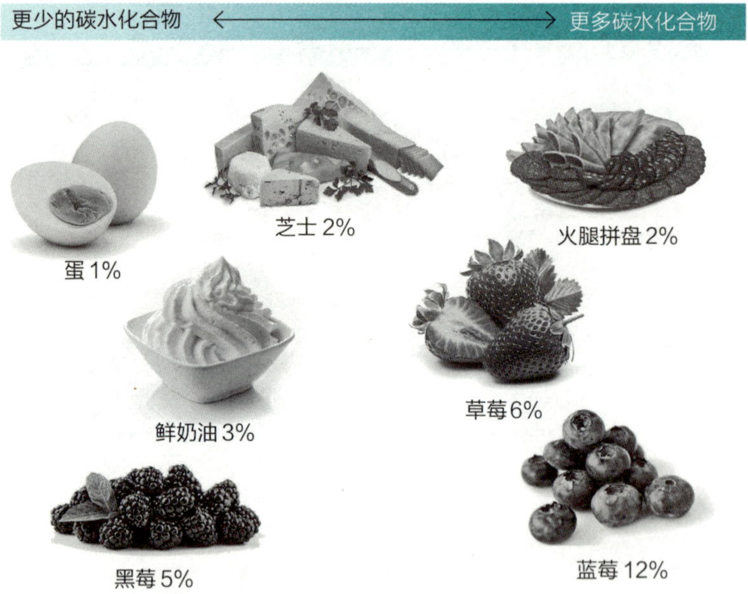

图 3-7　水果和零食的净碳水化合物含量（一）

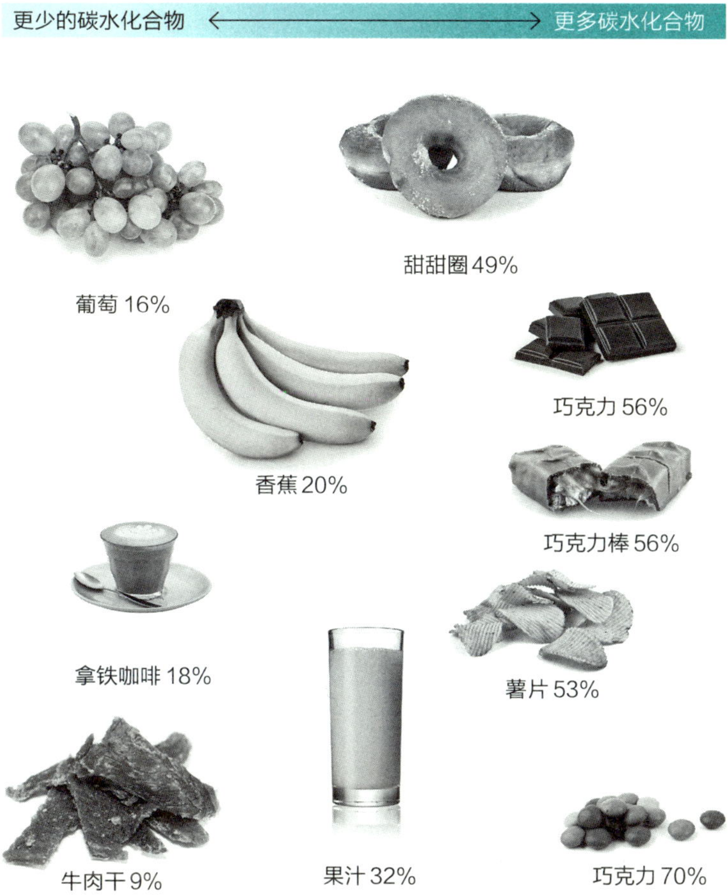

图 3-8　水果和零食的净碳水化合物含量（二）

怎么计算食物比例？

体重 70 千克的人，每日需 1800 大卡热量。

脂肪占 70% = 1260 大卡 = 140 克的脂肪

蛋白质占 25% = 450 大卡 = 112 克蛋白质

碳水化合物占 5% = 90 大卡 = 23 克的碳水化合物

体重 50 千克的人，每日需 1500 大卡热量。

脂肪占 70% = 1050 大卡 = 117 克的脂肪

蛋白质占 25% = 375 大卡 = 94 克蛋白质

碳水化合物占 5% = 75 大卡 = 19 克的碳水化合物

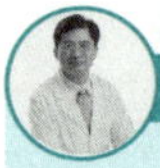

陈博士小讲堂

常见食物营养成分分析

每一位执行生酮饮食的人，一定要仔细查阅你所吃的食物中的营养成分含量或占比。也就是说你一定要勤查本书附录二，把常吃的食物用荧光笔标示出来，以后就可速查。

注意，不同产地、不同季节、不同厂商所产出的食材营养比例不尽相同。附录二的表格只供参考，若是产品包装上有营养标示，应以包装上的数字为准。例如，市售安佳牌奶油的脂肪占比 81.4%，但部分网站写的奶油占比 71%，我们应以厂商提供的营养标示上的数字来计算。

注意：净碳水化合物 = 总碳水化合物 − 膳食纤维

我的心得是，市售丸子类或虾饺类的碳水化合物（C）占比高得惊人，不要把它们看作肉类或鱼类等蛋白质食物。肉类和鱼类的蛋白质（P）通常占 20%，其余大多是水分。生鲭鱼的蛋白质稍低（14.4%），但脂肪（F）含量很高（39.4%），是很好的生酮食材。

夏威夷果（F76.8%、P9.2%、C12.1%）和核桃（F71.6%、P15.3%、C8.2%）的脂肪含量在坚果类数一数二，是生酮饮食的优良零食选择。栗子、菱角等的淀粉含量非常高，不建议食用。

注：F——脂肪，P——蛋白质，C——碳水化合物。

接着让我们看看每天蔬菜和水果的摄取量有多少（见表 3–3、表 3–4）：

表 3–3　每天蔬菜的摄取量

未烹调蔬菜每份的量（去掉不可食的部分）	100 克
每人每天需要	3 份蔬菜
	300 克蔬菜（未烹调可食量）
	半斤蔬菜

表 3–4　每天水果的摄取量

棒球大小的水果约 1 个		垒球大小的水果约 1/2 个	
品名	摄取量（重量）	品名	摄取量（重量）
柑橘	1 个（190 克）	香瓜	2/3 个（245 克）
橙子	1 个（170 克）	番荔枝（释迦）	1/2 个（105 克）
水蜜桃	1 个（150 克）	番石榴	1/2 个（160 克）
粗皮梨	1 个（140 克）	葡萄柚	3/4 个（250 克）
苹果	1 个（130 克）	芒果	1 片半（225 克）
洋蒲桃（莲雾）	2 个（180 克）	丰水梨	3/4 个（200 克）
枣子	2 个（140 克）	杨桃	3/4 个（180 克）

续表

躲避球大小的水果约 1/6 个		其他	
品名	摄取量（重量）	品名	摄取量（重量）
木瓜	1/6 个（190 克）	巨峰葡萄	12 粒（130 克）
凤梨（菠萝）	1/6 个（130 克）	荔枝	9 粒（185 克）
哈密瓜	1/6 个（225 克）	樱桃	9 颗（85 克）
黄肉西瓜	1/6 个（320 克）	草莓	6 颗（170 克）
榴莲	1/4 瓣（35 克）	香蕉	1/2 根（95 克）
红肉西瓜	1/6 个（365 克）	小番茄	23 粒（175 克）

怎么开始执行生酮饮食?

如果你下定决心要进行生酮饮食了，那么恭喜你，好的开始是成功的一半！我这边有 3 个版本给不同的人来执行，你先参考看看，想一下从哪一个版本开始。

懒人版生酮饮食如何执行?

最简单，顾名思义就是懒人都可操作的版本，又称为火锅版。简单说，就是把火锅里的芋头、玉米、粉丝拿掉，加一块奶油或半碗橄榄油进去就可以了！以下的样本餐把该有的食材比例都列了出来，你称好每个食材的重量，然后丢到小火锅里煮好了吃，就大功告成了。吃完后不准吃其他食物，保证你没几天就会生酮。这个方法不花脑筋、不必输入、不必计算，直接跟着吃就对了，但食材选择比较刻板僵化，没有太多自由。

食材和工具

电火锅、电子秤	低钠高钾盐少许
水 500ml	奶油 40g
生猪肉 100g	小白菜 100g
板豆腐 100g	餐后水果番石榴 50g
金针菇 100g	

做法

① 先准备好一个小锅（如电火锅），放入 500ml 水，开启炉或火锅开关。

② 把所有的食材称重，放在一旁。

③ 水滚开后放入 100g 生猪肉、100g 板豆腐、100g 金针菇、40g 奶油。

④ 煮熟后再放 100g 小白菜，加入低钠高钾盐少许，就可享用了。

⑤ 餐后，还可以享用 50g 番石榴。

上述做法是以体重 70 千克的人为准的一餐食材量。如果你一天只吃两餐而不是三餐，可以把食材的量乘以 1.5 倍。如果你的体重 x 千克，就把食材量乘以 $x/70$。例如，体重 50 千克的人，就把每份食材量乘以 50/70。如果觉得每天吃同样菜色太单调，可以这样替换：

猪肉→牛肉、鱼肉或鸡肉。

小白菜→茼蒿、韭菜、上海青、大白菜、甘薯叶或空心菜。

板豆腐→老豆腐或嫩豆腐。

金针菇→杏鲍菇、香菇、黑木耳或猴头菇。

奶油→橄榄油、椰子油或苦茶油。

番石榴→橙子等（也是约 50g）。

手机版生酮饮食如何执行？

最有科技含量的一种方式，把每一项食材称重后，输入手机上的软件，让软件督导你。前提是你要有一个手机或平板，而且不会抗拒科技，一开始一定比较生疏，但熟悉后其实很方便。

工具

手机或平板、健康饮食类 App（如 MyFitnessPal）、电子秤

做法

① 打开手机或平板，到 AppStore 下载健康饮食类 App。

② 把食材按照想吃的重量，在健康饮食类 App 输入。

③ 调整每项食材的量，使脂肪、蛋白质、碳水化合物的比例为 70%、25%、5%。

④ 确定比例正确后，把食材切割称重，开始烹饪，然后享用。

手算版生酮饮食如何执行？

这是最复杂的方法，你要称每一项食材的重量，还要仔细计

算营养成分的比例。虽然刚开始会很麻烦，但一两周之后，你会深刻了解各种食物的营养成分，你也会全盘掌握生酮饮食的所有细节。我自己是用这个方法养成生酮饮食习惯的，我强烈建议大家也从这个版本开始。就像小学生学习加减乘除，用笔算入门虽然比用计算机辛苦，但学得比较扎实。

工具

笔、笔记本、食材营养图鉴或本书附录二、电子秤

做法

① 打开笔记本，记下日期时间。如果有测血酮、尿酮、血糖，也一并记在日期时间旁边。

② 把食材按照想吃的重量，写在笔记本左边。

③ 翻阅食材营养图鉴，把每一项食材的脂肪（F）、蛋白质（P）、净碳水化合物（C）算出来。以克为单位。

④ 把全部食材的 F 克数加总乘以 9，即脂肪占的热量（单位大卡）。

⑤ 把全部食材的 P 克数加总乘以 4，即蛋白质占的热量（单位大卡）。

⑥ 把全部食材的 C 克数加总乘以 4，即净碳水化合物占的热量（单位大卡）。

⑦ 再把这些热量加起来，这就是本餐的总热量。

⑧ 脂肪热量除以总热量，就是 F 的占比，必须大于 70%。

⑨ 蛋白质热量除以总热量，就是 P 的占比，必须介于 20%～25%。

⑩ 净碳水热量除以总热量，就是 C 的占比，必须小于 5%。

⑪ 调整每项食材的量，使脂肪、蛋白质、净碳水化合物的比例在 70%、25%、5%。

⑫ 确定比例正确后，切割食材并称重，然后开始烹饪。

⑬ 煮熟后享用。

我们把前面懒人版提到的样本餐，拿来用手算版来计算一下：

	F	4.3g	
生猪肉 100g	P	20g	F42.46×9=382.14（Kcal）
	C	0	382.14÷540.66=70.68%
	F	0.3g	
小白菜 100g	P	1g	
	C	0.3g	
	F	5g	
板豆腐 100g	P	9.8g	
	C	1.6g	P32.49×4=129.96（Kcal）
	F	0.25g	129.96÷540.66=24.04%
金针菇 100g	P	1.1g	
	C	2.5g	
	F	32.56g	
奶油 100g	P	0.24g	
	C	0.24g	
	F	0.05g	C7.14×4=28.56（Kcal）
番石榴 100g	P	0.35g	28.56÷540.66=5.28%
	C	2.5g	

你会发现，样本餐的脂肪占 70.68%、蛋白质占 24.04%、净碳水化合物占 5.28%，接近标准比例，吃两三天后就会生酮。注意，三餐就照这个比例，不许额外吃零食或喝饮料，若要吃就

要称重，纳入计算。

我再展示一个菜单。你可以自由发挥想象力，从高脂、低糖的食材当中，灵活搭配。每天每餐乖乖地计算与记录，两周后，你就会很熟练。然后，你会进入仅用目测就很准而不用算的境界。

		F	1.0g	
开心果	32g	P	3.5g	F43.3gx9=390（Kcal）
		C	3.2g	390÷565=69%
		F	3.1g	
鸡蛋	45g	P	8.3g	
		C	0.1g	
		F	0g	
橘子	35g	P	0.2g	
		C	2.4g	P35.0gx4=140（Kcal）
		F	9.2g	140÷565=25%
鸡肉	130g	P	23g	
		C	0g	
		F	0g	
野菜	100g	P	0g	
		C	3g	
		F	30g	C8.7gx4=35（Kcal）
橄榄油	30g	P	0g	35÷565=6%
		C	0g	

每天至少要测一次血酮、尿酮、血糖。确实记录在日期旁边，并记下时间。根据检测来判断你的食材比例是否正确。若是很难入酮或不小心脱酮，原因很可能是吃了太多碳水化合物或蛋白质，因此要减少碳水化合物或蛋白质摄入，必须不断调整使血酮达到 0.5～3.0mmol/L 之间。

最好也将每日的排便记录下来，因为很多人进行生酮饮食之后，蔬果摄取量大幅减少，因而引起便秘。只要大量摄取蔬菜或补充纤维粉，就可解决此一问题。

净碳水化合物

有一个好消息要告诉大家，生酮饮食所计算的碳水化合物是不包括纤维的，因为人体不能消化纤维，纤维在肠道基本不会产生热量，也不会变成葡萄糖。所以，在计算食材热量的时候，要把纤维从碳水化合物中扣除，这叫作净碳水化合物。

例如：我们查出小白菜每 100 克含脂肪 0.3 克、蛋白质 1 克、总碳水化合物 2.1 克、膳食纤维 1.8 克。所以：

净碳水化合物 =2.1−1.8= 0.3 克

这代表什么意思呢？有些蔬菜（例如青菜、小白菜、茼蒿、黄豆芽等）的净碳水化合物含量很低，几乎到了微乎其微的地步，所以可以放心摄取也不会脱酮。所以，我每餐的蔬菜大约吃 100 克，有时也会吃 200 克。大量吃菜，除了可以补充纤维，促进排便，还可以弥补维生素矿物质的不足。

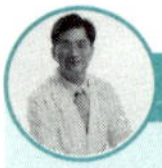

陈博士小讲堂

纤维真的没有热量吗？

讲完了刚才的好消息，我现在来讲一个很矛盾的事情。现在有些生酮饮食者，把纤维也算进热量里面，也就是说，在计算的时候，是总碳 5%，而非净碳 5%。怎么会这样呢？不是说纤维没有热量吗？是的，人类肠道没有纤维酶，所以不能消化纤维，因此理论上纤维没有热量。但是，美国食品药品监督管理局却把水溶性纤维纳入热量计算，每克 2 大卡。这真是搅得一团糟！怎么事情会搞得这么复杂呢？

是这样的，膳食纤维分为水溶性纤维和非水溶性纤维，而非水溶性纤维又称粗纤维。实验证明，水溶性纤维的确会被肠道吸收，而且产生热量，这是因为水溶性纤维在大肠里面，会被肠道益生菌发酵，产生短链脂肪酸，如丁酸酯、丙酸酯。丁酸酯还好，会促进能量消耗，但丙酸酯会促进肝脏进行糖异生，也就是刺激肝脏释放葡萄糖到血液中。但 2008 年又有研究发现，短链脂肪酸其实会降低血糖并维持血脂的稳定。除此之外，2010 年又有研究发现，水溶性纤维在肠道发酵后，会产生一些让人有饱腹感的激素，这又是减肥者的一个福音。

总之，膳食纤维的确在肠道里会产生热量，但是要靠细菌，而不是人类体内的机制分解它。它对人体好处很多，但到底会不会造成脱酮有待更进一步研究，但根据我个人经验，摄取一些纤维不太会造成脱酮。

养成读标签的习惯

在菜市场买菜、买肉、买干货，都没有包装，也没有标示，我们若要知道里面的营养成分，就要查阅相关官方网站、翻阅营养图鉴或查附录二“食品营养成分表”这样的表格。超市食品按照规定必须有营养标示，所以我们直接看包装盒就知道这个食材的脂肪、碳水化合物、蛋白质含量。至于净碳是多少，也可以根据总碳和膳食纤维换算得知。

专业营养师如何计算每日要吃多少食物？

好了，你现在终于知道怎么开始进行生酮饮食了吧？但如果你对以上三个版本都不满意，或者你是专业营养师或医师，觉得上述版本太普通、没什么学术背景，那我们接下来就介绍专业版，告诉你专业营养师如何设计菜单。

在设计菜单之前，我们先要搞清楚一个人一天到底需要吃多少热量的食物。我们先计算一个人的基础代谢率（BMR），也就是一个人在休息状态时（如躺在床上），为了维持身体器官运作，一天所需的热量，以下有三个公式可套用。

第一个公式是 1990 年提出的夫菲林 – 圣乔尔公式，根据美国营养师协会评估，是最精确的版本。计算方法如下：

男性 BMR=10×体重+ 6.25 ×身高 − 5×年龄 + 5

女性 BMR=10×体重+ 6.25 ×身高 − 5×年龄 − 161

第二个公式叫作卡奇 – 麦卡德尔公式，对于比较瘦的人比较准，而且必须要先用体脂计测出体脂率（有人认为体脂计其实不准，所以不建议用此公式）。

男女性 BMR=370 + 21.6×［体重 −（体脂率 × 体重）］

第三个公式叫作哈里斯 – 贝内迪克特公式，这个公式早在 1919 年就发明了，由于 100 年来的生活形态不同，这个公式所算出来的 BMR 会高出 5%，对肥胖者和年轻人来说不太准。

男性 BMR= 66.5+（13.75× 体重）+（5.003× 身高）-（6.775× 年龄）

女性 BMR= 655.1+（9.563× 体重）+（1.85× 身高）-（4.676× 年龄）

公式中体重单位是千克、身高单位是厘米、年龄单位是岁。

你算出你的 BMR 了吗？我的依次是 1563、1496、1574。你说，到底那一个最精准？千万不要太斤斤计较，因为没有一个公式能百分之百准确测出你的 BMR。即使年龄与体重都相同的两个人，他们的基础代谢率会因为肌肉量、活动量、激素的差异而不同。所以，你就先挑一个自己喜欢的公式，然后再根据一段时间体重的增减进行微调。

如表 3-5 所示，BMR 计算出来后，还要根据运动量计算一天要吃多少大卡的热量，也就是每日总消耗热量（TDEE）。

表 3-5　每日总消耗热量计算对照表

活动量	活动量描述	TDEE 计算方法
静态久坐	办公室工作，很少运动	BMR × 1.2
轻度活动量	每周 3～5 天有轻松运动	BMR × 1.375
中度活动量	每周 3～5 天有中等强度运动	BMR × 1.55
高度活动量	每周 6～7 天有高强度运动	BMR × 1.725
非常高度活动量	劳力密集工作或每天训练	BMR × 1.9

如果我将我的 BMR 选为 1496，平时是静态久坐的生活方式，那么我每天需要的热量约为 1496 × 1.2 = 1795 大卡。

接下来我要决定，我的饮食目标是要增重、维持，还是减重。

如果是增重，就要用这个数字乘以 120%；如果要维持，就使用这个数字；如果要减重，则乘以 80%。也就是说，我如果想增重，每天就要吃 1795 × 120% = 2154 大卡；如果是维持，就吃 1795 大卡；如果要减重，就吃 1795 × 80% = 1436 大卡。

专业营养师如何设计生酮饮食菜单？

有了每日总消耗热量之后，就可以开始设计菜单了。顺序是先碳水化合物，再来蛋白质，再来是脂肪。假设我的 TDEE 是 1700 大卡，我不想增重，也不想减肥，而只想维持体重，那我就不加减 20%，把每日目标定为 1700 大卡。

我决定要采用这个比例：碳水化合物占 5%、蛋白质占 25%、脂肪占 70%，所以碳水化合物热量为 1700 × 5% = 85 大卡，即 21.25 克（因为碳水化合物每克 4 大卡），这时你就可以去看看你要吃什么蔬菜、水果、豆腐、菇类，把它们的碳水化合物含量加起来，控制在 21.25 克，这是一天总量。通常我不太建议根茎类或米饭，因为它们的碳水化合物含量太高。

接下来算蛋白质热量 1700 × 25% = 425 大卡，等于 106.25 克（因为蛋白质每克 4 大卡），这时你就可以去看看你要吃什么鱼、肉、豆、蛋、奶、豆腐、菇类等，把它们的蛋白质含量加起来，控制在 106.25 克，这就是一天总量。

最后计算脂肪热量 1700 × 70% = 1190 大卡，等于 132.22 克（因为脂肪每克 9 大卡），这时你就可以去看看你刚才选的所有食物的脂肪含量有多少，不够的话，就用奶油、橄榄油、椰子油、苦茶油等补充，加到 132.22 克，即为一天总量。

将上述三大营养素的一天量除以三，就是你每餐的量。

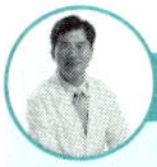

陈博士小讲堂

生酮饮食最易让人混淆之处

告诉你一件麻烦事：主流营养学是用总碳计算热量，而大多数生酮者是用净碳计算，这样会造成两者总热量有一定差额，也就是膳食纤维每克 2 大卡的热量会在生酮计算时被忽略。

其实这样会造成很多操作上的困扰，只是你不知道罢了，为了预防混乱局面产生，我建议你在看食谱时，要先弄清楚这个碳水化合物是净碳还是总碳。本书中的样本餐，是以净碳来计算的，如果以总碳来算，碳水占到 12.7%（蛋白质 22.1%，脂肪 65.2%）。

BMR 和 TDEE 准确吗？

计算出来的 BMR 和 TDEE 就一定准确吗？不一定，还是要以你的身体反应为主。前面写了那么多的计算方式，是不是够学术、够专业了？但我要告诉你，一切都只是估计，无法保证精确，而且还牵涉到总碳和净碳的差异。食材营养比例、个人的食材偏好、睡眠、心情、习惯、天气的温湿度等，都会产生很大的影响，所以不要太斤斤计较，最后要回归到身体的反应。

人就是这么复杂。在我举办的生酮体验营，有一位学员每餐都吃不饱，餐后会饿，这表明她需要的热量比计算出来的多。

又或者是我以前服兵役时，连里有一位士兵战友每天都喊饿。我觉得奇怪，我们又没亏待他，大家吃的都一样，甚至他每餐会多打一些饭菜。我细查之下，原来他从小很得家人疼爱，能吃到很多食物，所以他的食量比一般人大很多，不过他也没有比常人胖很多。还有些人吃一点点食物就饱，最后还会发胖。是的，人的体质各异。所以我的结论是：BMR 和 TDEE 计算结果只能作为参考。

英语中有一句谚语：身体不说谎（Your body will never lie）。我们要倾听身体的声音，不要尽信数字，生酮者最后的判断依据就是血酮值。你根据计算出来的热量去吃，如果觉得很撑、很腻、很饱，那就减少分量。如果下一餐时间还没到，肚子就咕噜咕噜叫，那就要增加分量。然后每天紧盯体重计、体脂计，一天量个三次、五次都没关系，反正是非侵入性测量，也不会花多少时间，还可以了解体重在一天当中的微妙变化。最好记录下来，观察曲线起伏。如果你只是嘴馋，而不是身体真的需要，腰围和体重就会告诉你，不要再吃那么多了。

常见外食的营养比例

为什么外食（在外就餐）的人很难执行生酮饮食？例如常见小吃的碳水化合物比例都高得惊人，动辄在 70%～80%之间。生酮饮食必须将碳水化合物控制在 5%以下，所以小吃几乎都不能吃，若真要吃，就只能吃一小口，之后不能再碰其他碳水化合物，必须吃蛋白质和大量脂肪。常见的小吃几乎都要忌口。

出门在外，若必须外食怎么办？

第一，可以选自助餐馆，挑一点鱼或肉，再加一点青菜，然后搭配随身携带的奶油块或小瓶橄榄油（苦茶油、椰子油也可以），当然白饭和甜点是绝对不能碰的。至于排骨饭、烩饭、牛肉面、水煎包、煎饺、糕点、意大利面，这些食物也都不能吃。

第二，如果与亲友在餐馆吃合菜或港式茶餐，可以点一些不含淀粉的菜，例如白斩鸡、三杯鸡、蒜泥白肉、红烧凤爪、豆豉排骨、牛腩汤、清蒸鱼、羊肉炉、当归鸭、鱼汤、青菜豆腐汤等。不点白饭、炒饭、面条、红油抄手，也不吃包子、馒头、蒸饺、小笼包。最好随身携带一小瓶橄榄油或苦茶油，淋在自己的餐盘里。

第三，随身携带坚果和奶油块，路过便利商店买两颗茶叶蛋或一只鸡腿，这样就是简便的一餐。

第四，可以泡一杯防弹咖啡，不喝咖啡的人可以喝防弹可可或奶油茶，既是饮料也是食物，里面的奶油或椰子油够身体燃烧 4 个小时以上。（防弹咖啡和防弹可可是两种含油特别多的饮料。）

第五，干脆就跳过不吃，反正肚子也不会饿，体力也不受影响，除非进行激烈的体力和脑力活动。

如何快速调整食物比例？

饮食中如果碳水化合物比例偏高，那就少吃一点，并加适量高蛋白粉和大量油脂（例如奶油、椰子油、橄榄油）来调整。生酮饮食者因为不能碰大多数水果，出门在外常常忽略蔬菜的摄取，因此要适量补充有机蔬菜锭片或有机综合维生素以及有机纤维粉，这样就可以避免抽筋、便秘或掉发。

外食要怎样避开碳水化合物的地雷?

外食中有很多隐藏的碳水化合物。例如，粉蒸排骨、盐酥鸡、炸鸡腿、炸排骨、煎鱼、糖醋鱼常会裹粉，而这个粉让你以为是肉的一部分，其实不是的，它是100%碳水化合物。牛肉烩饭、蚵仔面线（一种牡蛎汤粉）、蚵仔煎（一种牡蛎的像煎饼的小吃）中，饭和面线（一种粉丝）以及那些勾芡都是不能碰的碳水化合物！夜市卤味摊的甜不辣、鱼丸、贡丸里面主要成分其实也是碳水化合物。还有羊肉炉或火锅的蘸酱、烤肉的烤肉酱或甜辣酱，为了好吃，也可能加了大量的糖，不可小看。

最后还是要回到我常说的：多吃好油、少吃坏油。外食的油不可能是好油，通常是反复使用的回锅油，甚至有可能会吃到馊水油。即使是新鲜的色拉油，我也不是很赞同。一方面色拉油里面主要是多元不饱和脂肪酸，比较容易氧化，另一方面是色拉油已经精制，经过高温处理，已经不算天然的油。常吃氧化油是生酮饮食者体内坏胆固醇升高的主因，问题不在于生酮饮食，而在于吃到的油已经不新鲜或经过高温反复油炸。

有些西餐厅或铁板烧店用来煎牛排或炒菜的奶油是人造奶油，炒起来香香的，其实是人工香精的味道。更糟糕的是里面含有反式脂肪，那更是血管和免疫系统的隐藏杀手，碰不得。

敏感体质的人在外面还是别碰油，吃青菜就请老板用水氽烫一下即可，讲究一点就自己带一瓶冷榨橄榄油或无水奶油淋在青菜上面。反而是焢肉（炕肉，一种卤五花肉）、猪脚，这些油腻腻的肉可以吃，因为其中的油是动物身上天然的油，只要没有污染，它们也能算生酮饮食的可靠油脂来源之一。

第4章

生酮饮食常见问题解答

执行生酮饮食容易犯哪7大错误?

1. 没耐心。有些人的身体会经历生酮流感，这是因为身体不习惯以酮体当作细胞热量来源。遇到这种情况，要有耐心，通常两三天后，生酮流感的症状就会完全消失，而进入生酮状态。

2. 油脂吃得不够。千万要记得，一开始生酮饮食的油脂量最好占总热量的70%，这是一个非常高的量，光是只吃肉还不够，还必须额外吃油。在精神上，这和以前的饮食习惯刚好相反，很多人本来怕油，但现在要拼命找油来吃才够。你一定要克服多年来被灌输的脂肪恐惧症。

以我自己为例，以前我尝试低糖饮食的时候，一餐吃两块五花肉、半盒豆腐、一大条杏鲍菇、一盘菜，以为这样的油脂很够，但仔细算一算，这样的油脂才占46%，远远不够。若要生酮，还必须淋一些苦茶油或橄榄油，或啃一大块奶油。注意，这是五花肉，若是瘦肉，则油脂量更不够。千万要记住，脂肪和油是你的新能源，除了限糖之外，你最好多吃油才能启动生酮！如果油脂吃得不够，刚开始执行时，能量就会不够，就体会不到生酮饮食带来精神和体力上的改善，因此你就不会喜欢生酮饮食，最后半途而废。

3. 蛋白质吃得太多。蛋白质摄取得太多的话，在体内会转换成葡萄糖，也会升高胰岛素，所以身体就无法把热量来源从葡萄糖切换成酮体，你就无法体验到生酮饮食的好处。所以蛋白质的摄取量要维持正常，不可吃太多。大约 1 千克体重可吃 1 克蛋白质。买肉时，不要买瘦肉，要买五花肉、三层肉。不要吃鸡胸肉，要吃鸡腿肉，最好连皮带肥肉。吃鱼时，要把肥肥的鱼肚吃下去。记住，蛋白质只能占总热量的 15%～25%。吃太多蛋白质，身体就无法生酮。

4. 缺乏电解质。缺乏钠、镁、钾会造成头痛、恶心、便秘、嗜睡、疲倦、脑雾、抽筋。胰岛素会促进肾脏储存钠，当饮食中淀粉摄取大幅下降，胰岛素分泌也会大幅下降，这时，肾脏就不会保留钠，而造成钠从尿液中大量流失。所以，要在汤里面、菜肴中，加足量的盐巴。我建议不要吃精盐，因为精盐只有氯化钠，而要吃低钠高钾盐，或天然的岩盐、湖盐、海盐，或是额外补充钾。钾在心脏和全身运作中非常重要，因此，要大量摄取富含钾的深绿色蔬菜。镁在身体大部分的生化反应中都扮演催化剂的角色，光从蔬菜中摄取可能不足，必须要从营养品中补足。

5. 吃太多隐藏的碳水化合物。许多加工食品中都加了很多淀粉和糖分，例如鱼丸、贡丸、肉丸、燕饺、香肠、假蟹肉、甜不辣等，都是生酮的破坏分子。鱼丸是最令我吓一跳的加工食品，我以前以为主要成分是鱼肉，心想，吃鱼丸应该和吃鱼肉一样吧？结果一看营养标签，怎么碳水化合物这么高？所以加工食品真的要仔细读标签，或者干脆别碰。

6. 蔬菜吃太少。蔬菜中含大量维生素、矿物质，这些对于人体内生化反应的正常运作非常关键。蔬菜中的膳食纤维有促进肠道蠕动、喂养肠道益生菌和组成粪便的三大作用。平时以淀粉为主食的人，如果蔬菜吃得不够，可以从五谷杂粮摄取到一些维生素、矿物质与纤维，所以没事。但改成生酮饮食后，因为大幅降低了淀粉摄取，若不提高蔬菜的摄取量，这三类营养素就会明显不足，可能会引起恶心、冒冷汗、抽筋、便秘等不舒服的症状。

7. 担心酮酸中毒。酮酸中毒只会发生在胰岛素严重不足的人身上，例如 1 型糖尿病、2 型糖尿病末期，这些人因为胰腺无法分泌胰岛素，血糖无法从血管进入细胞中（这是胰岛素的作用），这时细胞就会处于缺乏葡萄糖能量来源的饥饿状态，而身体就会启动肝脏分解脂肪，产生超大量酮体（高达 15～25mmol/L），血液因此变酸（酮体会让血液变酸），造成酮酸中毒，这时会有生命危险。之所以会产生这么多酮体，是因为缺乏胰岛素的关系。如果有胰岛素在，就可以控制血酮，让它不会产生太多。如果是正常人，就不会有这种酮体失控的状态，只会产生生理性的酮症，而不会产生病理性的酮酸中毒。

一般正常人担心生酮饮食会产生酮酸中毒，就好比人在客厅里面看电视，担心飞机会冲进客厅，发生的概率是极低的，我的看法是不必杞人忧天。

为什么会有生酮流感?

生酮流感不是真的流行性感冒，而是有头晕、疲倦、冒冷汗、恶心、头痛、咳嗽等这类像流感的症状。这是以下几个原因引起的：

- 戒瘾反应。因为大脑长期以来习惯了高淀粉食物，尤其是小麦制品。现代小麦粉里面的麦胶蛋白在大脑里面有类似吗啡的效果，所以，一旦戒掉小麦制品，就好像戒瘾一样，会有戒瘾反应。

- 身体在转换能量时，过程有点不顺。细胞本来燃烧葡萄糖，但在转换成燃烧酮体之前，有点衔接不上，所以会有短暂的能量缺乏现象。
- 由于淀粉摄取大幅下降，体内胰岛素分泌跟着大幅减少，这时肾脏的钠、钾、镁就容易流失。如此一来，这些当作辅酶的电解质不足，身体的许多生化反应突然间就会失常，因此引发恶心、头痛、抽筋等症状。怎么办呢？很简单，只要大量摄取钠、钾、镁，例如补充综合矿物粉、多吃一点低钠高钾盐，生酮流感就不会发生，或是发生了也会加速消退。要克服心理的盐巴恐惧症（因为现代人都被医师和营养师告诫要少油、少盐，所以普遍不敢多吃盐）。事实上，盐很重要，吃太多或太少都不好。生酮饮食者对盐分的需求很大，你可能要吃到很咸才会舒服。
- 本来进入肠道的食物是以淀粉为主，现在是以脂肪为主，所以肠道菌丛一时还没调整过来，以脂肪为主食的好菌尚未主导肠道。肠道里面的脂肪容易受到坏菌的影响，而产生内毒素。这些毒素会造成身体不适。为了避免这个问题，我们可以补充肠道益生菌和谷氨酰胺。肠道益生菌能快速帮助脂肪被好菌分解，谷氨酰胺能修复肠漏综合征现象，让肠道即使有内毒素也不易释放到血液中。

你的身体不适应，突然间有这么多酮体在血液流窜。怎么办？降低脂肪摄取，让身体慢慢适应吗？多吃一点脂肪，让身体快速通过适应期吗？通通不是，而是多做有氧运动，把体内过多的酮体燃烧掉，你就会舒服了。身体从来没有尝试过以酮体为热量来源，所以一些生化反应所需的酶可能不足。没关系，只要身体经常生酮，它就会产生所需的酶，会越来越习惯，生酮流感的症状就更不容易发生。

生酮饮食的优点是什么？

1. 精神状态比较好。不容易疲倦、吃饱不会想睡觉、开车不会打瞌睡、不会想喝饮料或吃甜食。

2. 易胖体质不容易发胖了。不用做运动，腰围就会一直下降，只要保持热量赤字，腰腹脂肪就可以很快瘦下一圈。

3. 睡眠变好。本来在夜里辗转难眠，现在可以一觉到天亮，也不会做噩梦。甚至半夜要起来尿好几次的人，现在几乎都不用起床上洗手间了。

4. 不容易饿。本来常常要吃零食，时间一到，不吃东西会很难受的人，现在自由了，因为肚子不容易饿。

5. 爱吃肉的人可以大口吃焢肉、东坡肉、蒜泥白肉了！但要注意，蛋白质也不能无限制地吃太多。

6. 逆转疾病。糖尿病、脑部疾患、肥胖、多囊性卵巢综合征、某些癌症，都可以获得改善，还可延缓人体衰老。

生酮饮食的缺点是什么？

1. 外食的伙食费可能比较高。因为在餐馆里，同等重量的米饭、面条通常比肉类便宜很多。但如果在家做饭就可以挑选物美价廉的食材，尤其是脂肪若挑选得对，反而可以降低伙食费。我个人觉得生酮之后，饮食变得简单了，开销也变少了。健康的生酮饮食必须摄取大量的蔬菜，基于这个原因，我鼓励尽量自己种菜，可以省钱，也可以确保蔬菜新鲜和没有农药、化肥。

2. 出门在外饮食不方便，因为外面的套餐绝大部分都是高糖的，甚至在飞机上的糖尿病餐都是面包、米面、饮料，真伤脑筋。所以我搭高铁、搭飞机都常自备食物，例如坚果、瘦肉、茶叶蛋、奶油等。

3. 社交生活受限。应酬场合都是以高糖（高精制淀粉、高糖分）为主食，例如一般的饭馆、面馆，因此就很难点菜。所以参加餐会或朋友聚餐，就很容易摄取太多碳水化合物。在朋友或客户面前，这个不吃、那个也不吃，会很别扭，甚至会被认为不合群。

所以生酮饮食最佳的外食地点是自助餐馆，在那里自己才能自由搭配食材。我发现在港式茶餐厅和西餐厅，也可以吃到生酮饮食，就是吃肉和蔬菜。但要额外准备奶油或橄榄油，而且要避开萝卜糕、烧卖、叉烧包、河粉、面条、米饭等高淀粉食物。

4. 酒量可能变差，因为生酮饮食者对酒精会比以前敏感。而且由于酮体的产生是在肝脏，若喝酒喝得太多也会影响肝脏制造酮体的效率。

5. 爆发力可能变差。肌肉燃烧葡萄糖时，可以快速产生能量，所以进行训练的人常在锻炼肌肉前 1 小时吃一些碳水化合物。而执行生酮饮食的人，由于限制碳水化合物摄取，体内葡萄糖来源不够，所以爆发力可能会不够。生酮饮食的人在耐力运动方面不受影响，但对于一些高强度运动，可能会有点力不从心。

以上所说都是生酮饮食的初期可能会遇到的问题。但人的身体是很聪明的，执行生酮一段时间之后，身体会慢慢适应三大营养素的新比例，可能会把食物中的蛋白质转换成葡萄糖，以肝糖的形式储存在肌肉中。这样的话，爆发力就会慢慢恢复。通常至少需要两三周时间，这叫作生酮适应。但实际如何，还是因人而异。

根据我个人经历，并没有明显感到爆发力变差，反倒是引体向上运动本来一组只能做 12 下，生酮饮食之后，一组就可以做 15 下。到了生酮第 6 周，竟然发现自己单手举 10 千克哑铃（以前一组只能举 12～15 下），一口气最高可以举 25 下。我猜可能是肌肉燃烧酮体比葡萄糖有效率，所以肌耐力大幅提高的缘故。

难怪越来越多的美国超级长跑选手都是低糖饮食的爱好者。例如 2012 年赢得 100 英里（1 英里约 1.6 千米）冠军的蒂姆·奥尔森（Tim Olsen）比最快纪录还快半小时。2015 年打破美国 100 英里操场超级长跑纪录的札克·比特（Zach Bitter），不但跑得很快，他甚至还在 24 小时连续跑了 172 英里！他们都是严守低糖饮食的选手，肌耐力惊人！

生酮饮食需要补充营养品吗?

我的答案是需要，因为生酮饮食不是均衡饮食。至少是你的身体几十年来从未经历过这种特殊的营养组合，你身体里的生化反应运作方式可能会一下适应不过来，因此会产生一些营养素缺乏的症状。

为了避免便秘、抽筋、心悸、掉发、生酮流感等不必要的副作用，可以适量选用表 4-1 中的营养补充品。

表 4-1　适合生酮饮食补充的营养品

可补充的营养品	可改善哪些副作用
矿物质与微量元素（钙、镁、钾、钠）	抽筋、心悸、心律不齐、疲倦
抗氧化剂（维生素 C、硫辛酸）	TC/HDL 比值升高 或 LDL-c 升高（比较不重要）
有机蔬菜粉或有机天然综合维生素	掉发、口臭
有机纤维粉	便秘
维生素 B 群	同型半胱氨酸造成血管伤害
肉碱	身体较难生酮
中链甘油三酯	脑筋不灵光时补充
肠道益生菌	菌丛改变导致腹泻
谷氨酰胺	内毒素产生肠漏综合征

生酮饮食最大的副作用是钾缺乏！

我个人进行生酮饮食以后体验到最大的副作用（也是唯一的副作用），就是钾严重缺乏。我生酮第一个月抽筋一次，第二个月抽筋两次，都是发生在比较忙碌，忘了补充钙镁，蔬菜也吃得不够的时候。

以前我每天睡前都会补充一颗氨基酸钙镁，但生酮之后，发现一天一颗不够，早上醒来伸懒腰时，感觉肌肉较紧，甚至会抽筋。第三个月，我早晚各补充一颗氨基酸钙镁后，问题减缓，但似乎也没有真正减缓。

到了第四个月，我才发现我严重缺乏的是钾。为什么呢？因为钾的需求量非常大，而生酮饮食会大量流失钾。有人会问，抽筋不是缺乏钙镁吗？怎么会跟钾有关呢？是这样的，钙要进出肌肉细胞，需要能量，而这能量要靠钠钾泵（钠钾 ATP 酶）给它。所以，缺钾也会引起抽筋。

钾要如何补充?

钾的每日建议摄取量（RDA）是 4.7 克，而镁的 RDA 才 0.4 克，钙 RDA 才 1.0 克。声明一下，若改用氨基酸镁，一天大约只需要 0.25 克，氨基酸钙只要大约 0.5 克即可，因为氨基酸螯合形式的矿物质吸收率较高。所以，钾是所有矿物质或电解质中，每日需求量最高的一种。所以从饮食或营养品中补足钾要比补足钙、镁、锌、铁，困难多了！

每当我说到钾缺乏时，很多人就会跟我说：吃香蕉啊！每次听到这回答，我就会苦笑，真是荼毒已深啊！大家真的都被洗脑了。第一，一根香蕉的钾含量才 400 毫克（见表 4–2，一般一根香蕉为 120～160 克），若要吃到 4.7 克钾，你需要吃 12 根香蕉。第二，香蕉很甜，淀粉超多，你只要吃 1 根就脱酮了。第三，你知道 12 根香蕉的热量有多少吗？大概 1200 大卡！

真正补钾效果最好的食物是蔬菜，尤其是生酮饮食者，要吃大量的蔬菜。我发现只要每餐蔬菜由 100 克提高到 200 克，缺钾的现象就会减缓。由于蔬菜中的净碳水化合物不多，所以吃 200 克也不会脱酮。但每餐要摄取 200 克蔬菜，有时在外出差，不是很容易办到，所以我每次抽筋都发生在连续几天钙、镁、钾补充不足的时候。

因此，我开始尝试低钠高钾盐，开始尝试有机蔬菜锭片和综合矿物质冲泡粉。缺钾的症状终于慢慢消退，最后就没有抽筋了。

表 4-2　钾离子含量表（单位：毫克）
（下列食物皆以重量 100 克计算）

蔬菜类							
食物	含量	食物	含量	食物	含量	食物	含量
川七	540	竹笋	340	芦笋	220	大白菜	140
苋菜	530	九层塔	320	西红柿	210	甜椒	130
草菇	500	猴头菇	310	萝卜	200	莴苣	130
芫荽	480	胡萝卜	290	茄子	200	冬瓜	120
菠菜	460	香菇	280	绿豆芽	190	蒲瓜	90
空心菜	440	青江菜	280	筊白笋	180	葫芦瓜	90
金针菇	430	雪里蕻	280	芥菜	180	胡瓜	90
豌豆	400	红凤菜	260	腌瓜	170	丝瓜	60
茼蒿	390	龙须菜	250	苦瓜	160	黄豆芽	55
牛蒡	370	花椰菜	240	菜豆	160	木耳	40
韭菜	360	小白菜	240	高丽菜	150	海带	11
洋菇	350	芥蓝	222	洋葱	150		

水果类							
食物	含量	食物	含量	食物	含量	食物	含量
葡萄干	710	樱桃	220	枇杷	150	文旦	110
黑枣	600	枣子	200	柿子	150	水梨	110
红枣	597	百香果	200	白柚	140	水蜜桃	100
柿饼	557	玫瑰桃	200	甜橙	130	西瓜	100
榴莲	420	哈密瓜	200	加州李	120	金枣	100

续表

水果类							
食物	含量	食物	含量	食物	含量	食物	含量
释迦	390	火龙果	190	白葡萄	130	土芒果	80
芭蕉	320	椰子	190	橙子	120	海梨	70
桃子	300	酪梨	190	粗梨	120	莲雾	70
香蕉	290	荔枝	180	西洋梨	120	小玉西瓜	60
奇异果	290	草莓	180	李子	120	葡萄柚	60
龙眼	260	野生番石榴	150	葡萄	120	柑橘	55
香瓜	240	番石榴	150	柠檬	120	凤梨	40
木瓜	220	泰国芭乐	150	青龙苹果	130	五爪苹果	100
小西红柿	180	加州葡萄	130	青玉苹果	110	爱文芒果	90

调味品及干货类							
食物	含量	食物	含量	食物	含量	食物	含量
低钠盐	26007	豆瓣酱	689	沙茶酱	355	甜辣酱	123
干昆布	6032	花生酱	634	辣豆瓣酱	354	鸡汤块	119
紫菜	3054	生腰果	631	虾油	336	白胡椒粉	116
无盐酱油	2676	葵瓜子	536	酱油膏	327	鲜鸡精	114
酵母粉	1770	芝麻酱	529	海苔酱	312	玉米粉	97
花椒粉	1368	山粉圆	528	甘薯	290	素食乌醋	81
五香粉	1328	黑芝麻	527	薏仁	271	烧饼	81
黑胡椒粉	1280	梅干菜	500	烤肉酱	269	榨菜	70

续表

调味品及干货类							
食物	含量	食物	含量	食物	含量	食物	含量
香蒜粉	1184	杏仁果	454	炸鸡粉	220	杏仁粉	64
红豆	988	白芝麻	449	蒜蓉酱	220	乌醋	57
开心果	979	莲子	437	素沙茶酱	212	马铃薯粉	48
花豆	930	酱油	417	辣椒酱	212	凤梨罐头	46
花生（生）	860	萝卜干	400	甜面酱	179	树薯粉	28
麦片	773	绿豆	398	发菜	174	陈年绍兴酒	27
甘草粉	715	番茄酱	392	蚝油	174	番薯粉	17
虾米	708	低盐酱油	372	芥末酱	139	洋菜	11
油葱酥	702	山药	370	炸排粉	125	高鲜味精	1

注：当抽血报告之血钾数值高过标准值时，请酌量食用高钾食物。

我总结一下，补钾的方法有以下几种：

1. 大量摄取蔬菜，参考表 4–2 中含钾量高的蔬菜。如果每餐摄取 200 克的菠菜，一天两餐下来就有 1.8 克钾，不够的部分再从低钠高钾盐、矿物粉或其他食物中补足。

2. 如果无法摄取到新鲜蔬菜，只好补充有机蔬菜锭片。记得要换算每颗蔬菜锭片里面含有多少钾。

3. 低钠高钾盐、岩盐、湖盐、海盐，依据自己的口感从中选择，每餐补盐。根据瓶罐上的营养标签，把每天吃下的盐秤重，计算一下总共吃了多少钠和钾。注意，钠的每日需求量是 2.3 克，钾是 4.7 克。这是一般人的需要量，若是生酮饮食者，则只能超过，不能低于标准。肾病患者不建议生酮饮食的原因就是要大量补充矿物质，进而可能会增加肾脏负担。

4. 选购矿物粉冲泡饮用。选用高质量无污染的综合矿物质和微量元素，可以全面补充身体所需 70 多种的元素，是生酮饮食者一个很大的福音。我个人觉得非常方便而且养生，除了可以避免生酮饮食产生严重的副作用，还可以补充平时饮食中难以取得的微量元素，对预防疾病和提升体能，很有帮助。其实不只生酮的人适合，一般人也非常需要，因为现在蔬果大量使用化肥，土壤反复耕作，地力贫瘠，蔬果内的微量元素严重不够，若能额外补充，会有令人意想不到的保健效果。

钾太多或太少都不行

在中国台湾几乎没有药店卖钾胶囊，这是因为钾吃太多会造成高钾血症，有生命危险，所以钾的补充不能没有限制，这也是为什么不建议买胶囊补充的原因。所以，生酮饮食者补充钾，太少也不行，太多也不行。要定期抽血检查，血清钾浓度正常值应该在 3.5～5.5mmol/L 之间，不可超过。不过，身体里面 98% 的钾都在细胞内，如果抽血检查发现钾太低或太高，那通常已经相当严重了！换言之，抽血检查若指标异常，就是很严重，绝对不能轻忽。如果有高血钾症状，就要立刻就医，轻者如四肢和口角麻木、肌肉酸痛、极度疲乏、心跳缓慢，严重的话可能会心脏停止。

缺钾会有什么症状？

钾缺乏会有很多症状，例如抽筋、心悸、心律不齐、便秘、疲倦、水肿、消化不良。

要讲缺钾症状之前，我们必须先了解钠钾泵（见图 4–1）。在人体每个细胞膜表面，有 80 万～3000 万个这样的泵，负责细胞内外的离子交换，而这样的工作很耗能，估计我们每天吃下去的热量，有 1/3 花在这种泵上。另外，胃里面也有氢钾泵负责制造胃酸。

全身每个细胞的细胞膜都有钠钾泵，对细胞的运作非常重要。

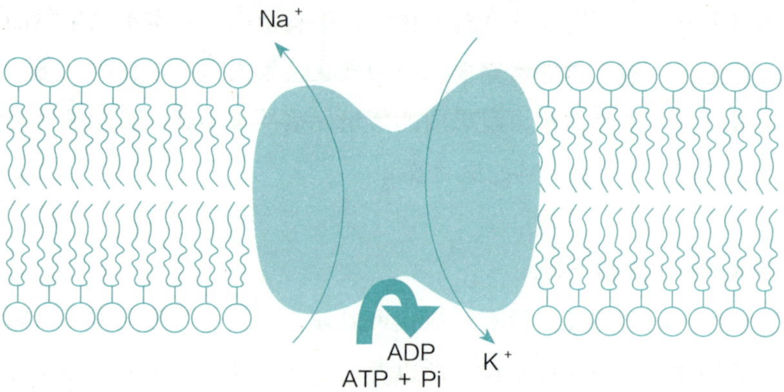

图 4-1　钠钾泵

以下的身体机能运作都需要钠钾泵作用，若缺乏钾，则会产生下述症状：

- 钙镁进出肌肉，钾缺乏，就会抽筋、便秘。
- 神经传递信号，钾缺乏，就会心悸、心律不齐。
- 养分进入细胞，钾缺乏，就会疲倦。
- 水分进出细胞，钾缺乏，就会水肿。
- 胃要制造胃酸，钾缺乏，就会胃酸不足、消化不良。

什么因素会导致缺钾?

手术、呕吐、腹泻、大量流汗、甜食、压力、利尿剂、酒精、钾不够的食盐、镁缺乏、长期喝可乐、生酮饮食，都会造成钾的流失。生酮饮食中碳水化合物的摄取量骤降，如果钠的摄取同时也不够，就会刺激身体分泌醛固酮，这时就会引起肾脏排出钾，而留住钠。大量的钾因此被排到尿液中，而且为了减少糖类摄取，饮食中的高碳蔬果摄取大量减少，所以生酮饮食弄不对就缺钾的情况非常普遍。我认为生酮饮食大部分的症状都是和钾缺乏有关，所以把钾补足是生酮者最重要的事。

钾缺乏如何判断?

由于98%的钾存在细胞内，只有2%存在组织液和血液中，所以抽血不能百分之百精准反映身体缺钾的情况。除非检验红细胞里面的钾含量，但这种检验比较昂贵。变通之道就是我们还可以从症状来判断是否缺钾。

缺钠也很常见

近二三十年来，有人带头呼吁民众不要吃太咸，因为摄取太多食盐会引起高血压和肾脏疾病，还有些部门将每日钠摄取量下调到 2.3 克。但事实上，我们该摄取多少钠呢？ 2014 年《新英格兰医学期刊》（*NEJM*）的一篇论文显示，搜集 17 个国家 10 万人的每日钠排放量（长期而言，每日钠排放量与每日钠摄取量会相互平衡），显示每日摄取 5 克钠，死亡率最低（见图 4–2）。因此，菲尼医师建议对于生酮饮食而言，最佳的每日钠摄取量是 5～8 克。他说，一般饮食中大约会摄取到 3 克钠，我们只要额外再补充 2 克即可。

生酮饮食流失钠的情形也很严重，所以执行生酮饮食者必须消除长久以来对盐巴的恐惧症，适度在菜肴、汤品、饮料中加盐。

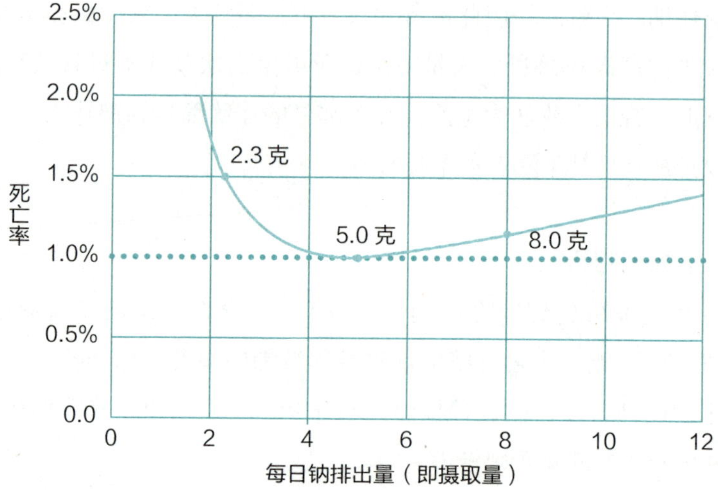

图 4-2　钠的最佳摄取量和排出量

也要补充其他矿物质和微量元素

英国研究发现，执行生酮饮食者 26% 有硒缺乏的现象。医学文献上，有两名儿童执行生酮饮食后发生心脏停止而死亡，据推测是硒缺乏所造成，但因果关系无法确认，因为癫痫儿童患者常有一些先天代谢异常。

另外有一个对 20 位癫痫儿童做的研究，发现执行生酮饮食后，有 3 位心律不齐，有 1 位严重心肌扩大。这可能和硒有关，加上前面提到的缺乏钾会导致心悸和心律不齐。生酮饮食执行者为了自己的生命安全，补充综合矿物质非常重要。因此，我认为生酮饮食者除了补充钾、钠、钙、镁的巨量矿物质外，最好要同时补充微量元素（例如硒、铁、钼、锌、铜、锰、铬、硼、锗、钒等），让身体有充沛的矿物质和微量元素自由取用，以减少严重症状的产生。

另外，从酸碱体质的角度来看，生酮饮食大量补充矿物质也是非常正确的，因为酮体属于酸性，而矿物质离子都是碱性。生酮时，会大量产生酮体，血液、细胞液、组织液都会变酸，为了维持这些体液的酸碱性，大量补充矿物质和微量元素非常重要。

我该补充维生素 C 吗？

有些人在执行生酮饮食时，由于蔬果摄取严重不足，会出现维生素 C 缺乏的症状。例如 2008 年，《欧洲小儿牙科期刊》就有一个儿童癫痫案例，在该儿童执行生酮饮食之后，发生坏血病（即维生素 C 缺乏病）。因此，每餐大量摄取蔬菜以及适量补充维生素 C 是必要的。虽说酮体有抗氧化的作用，这个功能可以帮助维生素 C，但维生素 C 强化缔结组织的效果无法被酮体取代。

要定期检测同型半胱氨酸，并补充维生素 B 群

每天大鱼大肉会不会对血管产生伤害呢？

有可能，但问题不在肉类里面的胆固醇，而是同型半胱氨酸。因为，同型半胱氨酸会对血管产生不可逆的伤害，除非体内有足够的叶酸、维生素 B_6、维生素 B_{12}，才能将同型半胱氨酸代谢成无害的胱硫醚。因此，执行生酮饮食的人必须定期检查血中同型半胱氨酸浓度，一旦过高，就必须补充足够的维生素 B 群。

我该补充肉碱吗？

肉碱是一个大家很陌生却又相当重要的营养素，值得好好解说一番，尤其生酮者更要特别重视。世界长跑选手莫法拉（MoFarah）近年来很有名气，多次获得奥运和世锦赛长跑冠军，他在2014年伦敦马拉松比赛，为了提高耐力而注射肉碱。这种静脉注射肉碱的行为，属于合法的作弊，因为肉碱不是药物，而是体内本来就有的物质。

肉碱到底是什么？为何能增加耐力？肉碱是一种水溶性的小分子，存在于肉、蛋、奶当中，极易被身体吸收。身体也会自行制造肉碱，原料是赖氨酸和甲硫氨酸这两种氨基酸。身体内90%的肉碱储存在肌肉中。

肉碱对于脂肪代谢非常重要，长链脂肪酸如果要进入线粒体中燃烧产生热量，需要肉碱。长链脂肪酸若要在线粒体中转换成酮体，也需要肉碱。

肉碱就像一列快速列车，不断把长链脂肪酸带入线粒体，肉碱越多，脂肪燃烧越有效率。这就是为什么想减肥的人可以靠补充肉碱甩掉身上多余的肥肉。运动选手靠补充，甚至注射肉碱以提升体能，而生酮饮食者靠肉碱可以提高生酮的效率。

后面会提到，中链脂肪酸之所以受到生酮饮食者的热爱，是因为它可以快速转换成酮体。这是因为它进入线粒体不需要肉碱的帮助。

写到这里，读者应该很清楚我们该不该补充中链脂肪酸了吧？绝大多数人的饮食中虽然只有长链脂肪酸（例如猪油、奶油、橄榄油、苦茶油），但如果体内肉碱足够，也可以转换成酮体；反之，若肉碱不够，就不易生酮。所以适量补充肉碱，可以加快初次尝试生酮饮食的人入酮的速度。

生酮饮食由于脂肪摄取量比一般饮食高出很多，所以可想而知，对肉碱的需求量也要大很多，否则有可能出现肉碱缺乏的现象。若以营养品形式补充肉碱的话，大约每千克体重每天补充 10 毫克，慢慢增加，最高可达到一天 2 克。

除了对减肥者、运动员、生酮者很重要，肉碱对癌症患者也很有帮助。有趣的是，凡是对运动员有帮助的辅助方法对癌症病人也同样有帮助，这一点值得深思，似乎我们应该从运动员身上得到一些启发。运动员为了提高体能，而进行营养素注射、营养品补充、高压氧、红外线烤箱、冷诱导产热等，也都是抗癌常用且有效的辅助疗法。

我应该少量多餐吗？

答案刚好相反，因为我们一吃东西，就会刺激胰岛素分泌，而胰岛素会促进脂肪储存、抑制脂肪分解。胰岛素越高，身上的肥肉就越多，这是一个铁律！因此，为了避免储存不必要的脂肪，我们一天如果可以只吃两餐，就不要吃三餐。而对于不必要的零食、点心，能不吃就尽量不吃。

这和以前医师和营养师所建议要少量多餐的概念刚好相反，可能很多人会一下子脑筋转不过来。还好，反正生酮之后，大部分人都会变得更不容易饿，也不需要吃点心，就顺其自然，戒掉吃点心的习惯。生酮者若想吃零食，通常都是嘴馋或心理因素，很少是身体真正需要。

生酮饮食要怎么吃才省钱？

生酮饮食最令人不习惯之处，就是脂肪吃很多才有足够的替代能源。若一开始吃不够，身体在切换能源时会有点不知所措，甚至会饿、不舒服。吃不够的第一个原因是，你以前根本从来没有吃这么多油的习惯，心里还存在脂肪恐惧症。第二个原因是，有些脂肪不便宜，会让你误以为生酮很贵。

对一般薪水的上班族而言，精打细算生活开销很重要，因为不了解食材价格的话，就可能会一不小心让薪水全都消耗在餐桌上。我建议，最好自己买食材，然后自己做饭，就可以把伙食费控制在可接受的范围，甚至你会发现生酮饮食还可以进一步降低伙食费。我建议到各个超市，以每克为单位，估算一下不同油品的单位成本是多少。

我对牛奶过敏，可以吃奶油吗？

奶油中大约只有 80%是脂肪，其他成分是水、蛋白质、碳水化合物。对牛奶过敏的人，是对牛奶里面的蛋白质过敏，虽然奶油中的蛋白质只占 0.6%，但如果还是会引起过敏症状，就只好避开奶油，改用其他脂肪。

我自己虽然对牛奶过敏，但很庆幸地，目前为止奶油里面的蛋白质对我不造成影响，所以，我可以大口吃奶油，解决了困扰我的大问题。在冬天，我通常随身携带奶油，家里、办公室冰箱里也一定存放一些奶油，一天吃掉一块（100 克）是很常见的事。就是靠随身携带奶油、小瓶橄榄油和椰子油，我才能保持每餐的脂肪摄取量维持在 70%。

印度人常用的一种无水奶油，就是把奶油发酵后再加热，去除蛋白质。这样处理过后，食用者就更不容易过敏了，奶油也可以长期保存，而且风味更好。有兴趣试试的人可以购买或自行制作。

这里要提醒一下，千万不要吃含反式脂肪的人造奶油，会造成免疫系统、循环系统的许多问题。相关部门经专家会议讨论后订立食用氢化油的使用限制，从 2018 年 7 月 1 日起制造的食品，全面禁止使用不完全氢化油（食品从业者有 3 年调整期）。新的人造奶油用酯交换反应技术制成，目前还不确定这是否安全。

自制不易让人过敏的无水奶油

做法：

① 将奶油放入锅中，中火加热，维持中火，不停搅拌。

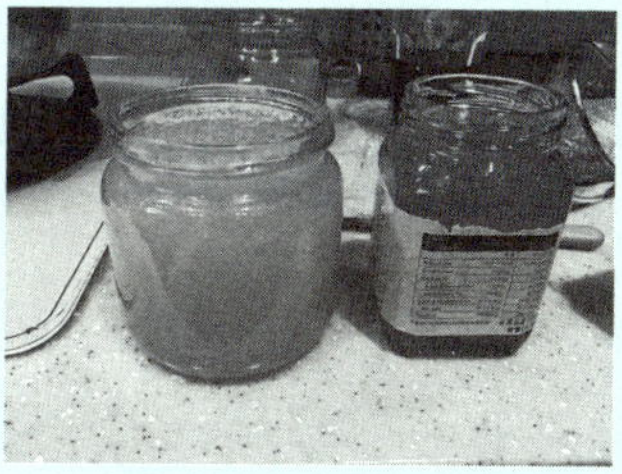

② 大约 10 分钟左右，就会有很多白色凝固物出现。

③ 将加热后的奶油静置冷却，然后用滤网过滤，白色的凝固物就会和奶油分离。白色凝固物含有蛋白质，对牛奶不过敏的人可以拿来拌菜，十分美味。如果是用含盐奶油，此时的白色凝固物会非常咸；反之若用无盐奶油，就不会很咸。

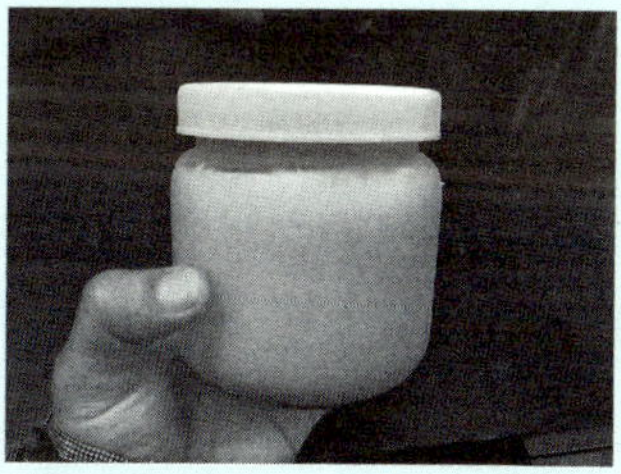

④ 将滤出的奶油装入广口瓶中，放入冰箱凝固。

这种无水奶油不含蛋白质，所以对牛奶过敏的人可以放心食用。而且已经把蛋白质、水分、盐分、糖分等杂质都过滤掉，只剩下接近 100%纯度的奶油，所以不容易酸败，不必像奶油那样要随时放冰箱。用它来煎蛋，也不像用奶油那样容易烧焦。

为什么都说进行生酮饮食要吃草饲奶油？

吃草的牛所生产的奶油含有比较多的抗发炎成分，例如 Ω-3 脂肪酸、共轭亚油酸、维生素 E、类胡萝卜素。如果是吃玉米或其他饲料的牛，可能更容易吃到农药、环境污染物、基因改造成分等。

我个人买遍各种大小品牌的奶油，得到一个结论：普通等级的奶油味道平淡，而且还有一股药水味。有机认证的奶油普遍较好，但也是参差不齐，至少没有药水味，而奶香味浓郁与否就看品牌而定。多买几家之后，细心品尝，就会找到自己心目中高质量的奶油。

在大多数国家或地区可以很容易买到欧洲或新西兰产的奶油。我发现爱尔兰、比利时、丹麦、新西兰等国所产的奶油质量都不错。据说有些欧洲国家的奶牛都是放牧吃草的，而不是关在牛棚喂玉米，难怪产出的奶油味道就是比较香、吃起来感觉比较舒服。

生酮饮食可以喝牛奶吗?

不建议喝牛奶，原因是牛奶里面的碳水化合物含量超过你的想象。连酸奶、奶酪也要很小心。我强烈建议你在购买所有奶制品之前，请先细读标签，尤其有调味剂的，劝你就别碰了。我的经验是，所有奶制品只有奶油是安全的，因为蛋白质含量最低，如果制成无水奶油，那就更令人安心，因为蛋白质几乎全部拿掉，只剩下 100%的脂肪。

以上所说不是喝牛奶会不会过敏，或有没有乳糖不耐症的问题，而是奶制品里面的碳水化合物或蛋白质多不多、会不会导致脱酮的问题。如果你对奶制品过敏或会拉肚子，那就绝对要避开。

生酮饮食我最常用哪些油?

基本上，只要是天然冷榨、无污染的食用油，都是适合生酮饮食的油。但天然食用油我们要尽量挑选饱和脂肪和单元不饱和脂肪。我个人最常用的生酮好油是无水奶油、椰子油、橄榄油、苦茶油。前两者是饱和脂肪，后两者是单元不饱和脂肪。

在本书中，我破天荒花了不少篇幅介绍奶油和无水奶油，以前我是比较反对奶制品的，写的第一本书中甚至列出牛奶的 8 大问题。但现在之所以会对奶油（尤其是无水奶油）情有独钟，除了它不容易过敏之外，味道也香，更何况它里面的天然反式脂肪对身体有益！我曾半开玩笑说过，我跟乳牛无冤无仇，我对奶制品没有成见，也不是故意要和奶农作对，而是我始终站在健康的立场衡量一切客观因素，只要是好的食物我就会推荐。

为了确定买到的是真正天然冷榨橄榄油，千万记得要动用自己的口鼻去检查。开瓶后，倒一口在嘴巴里品尝，3 秒钟左右，会有一股橄榄多酚的辣呛味，20～30 秒后又消失，这才是道地的未精制冷榨橄榄油。若没有这辣呛味，劝你就别买了。

椰子油的辨别方式也很类似：越浓郁的椰香味，质量越高。如果没有香味，或是香味很怪异，考虑别买。椰子油是生酮饮食相当好的油品来源，因为它里面的 C8、C10 是超强的中链脂肪酸，含量虽低，但生酮效果极棒。值得注意的是，从中提炼出来的中链脂肪酸是没有椰香味的，但对于提振精神、活化大脑，效果肯定要比椰子油来得好。

至于苦茶油，虽然是我的最爱，但近年来苦茶籽供不应求，年年狂涨，截至 2017 年为止，苦茶籽成本已涨了 4 倍有余，诚实厂商和消费者越来越吃不消。不少厂商私下添加色拉油，以假乱真，相当普遍。辨别苦茶油真伪的难度很高，所以找信得过的厂商购买成了唯一可以安心的途径。

由于售价偏高，我通常把苦茶油用来修复黏膜。例如早晚用苦茶油油漱可以修复口腔和咽喉的溃疡、清除牙周病病灶里的坏菌、促进咽喉的痰液排出，甚至减少或抑制牙龈里的有害物质。清晨醒来喝下 20 毫升苦茶油，不要起床，继续卧床 30 分钟，左右翻转，让苦茶油在胃里均匀裹覆，慢慢修复胃黏膜，顺便杀掉幽门杆菌，如此一两个月，胃溃疡可以治愈。有时治疗皮肤的过敏或伤口，用苦茶油的效果也不错。

苦茶油好处多多，相当珍贵，居家必备，不但是食品，还有很好的保健效果。

除了上述 4 种常用好油，市面上还有很多天然种子冷榨出来的食用油，例如南瓜子油、亚麻籽油、紫苏籽油、芝麻油、花生油、甜杏仁油、核桃油、榛子油、奇亚籽油、黑种草籽油、木鳖果油、松子油、秋葵籽油、沙棘籽油。这些油除了可以买现成之外，也可以自己买一台榨油机来榨，由于每一种天然种子可能有它的特殊用途或功效，例如南瓜子油对泌尿道很好，亚麻籽油和紫苏籽油的 Ω-3 含量最丰富、木鳖果油对眼睛非常好，黑种草籽油号称是法老王专用的可以治百病的油。

我需要喝防弹咖啡吗？

防弹咖啡就是黑咖啡加奶油与椰子油，用果汁机打一打之后，变成的味道很好的咖啡，味道很像卡布奇诺。这是生酮饮食提倡者戴夫·阿斯普雷（Dave Asprey）到亚洲旅行后，从西藏的酥油茶中得到的灵感。

大部分美国人每天早上都会喝一杯咖啡，甚至早餐就只喝一杯咖啡。但是咖啡里面的人造奶精实在不太健康，于是他们把人造奶精换成奶油和椰子油，这杯咖啡既天然又可提供 4 小时的热量，让有喝咖啡习惯的人，用一种简便的方式喝到一杯健康咖啡，还可帮助生酮！因为人们将这杯咖啡喝下去之后，精力充沛、精神抖擞，至少 4 小时不会饿，就好像变成子弹打不穿的超人一般，所以阿斯普雷将它命名为防弹咖啡。

对于有喝咖啡习惯的人，防弹咖啡真的是一个很好的生酮饮食代餐，制作简单，风味可口，又可生酮。但如果你没有喝咖啡的习惯，劝你还是别喝。因为咖啡多少还是有兴奋作用，会刺激肾上腺素的分泌，喝咖啡不如吃一顿正常的生酮餐，因为后者可以补充更均衡的营养素。若实在想喝点饮料，那就不妨尝试防弹可可、奶油红茶、奶油国宝茶。

生酮饮食的食物好吃吗？

这个问题太重要了，任何饮食再怎么好，如果不好吃，都不会持久。例如减肥代餐或肠内营养剂安素，之所以不受减肥人士的欢迎，就是不好吃。但是其实细心料理的话，生酮饮食比高糖饮食更加美味。沃莱克博士做了许多实验，让参与者连续吃好几个月的不同饮食搭配，结果最受欢迎的竟是生酮饮食。可见生酮饮食更能长期执行。

进行生酮饮食不能吃蛋糕、面包、比萨饼、冰激凌吗？

有一系列食谱，也可以让生酮饮食的人享受美味，但前提是要把高糖食材换成低糖高脂的食材，我本来以为两者之间的差距应该会比较大吧！但食谱中的每一道菜经过细心尝试与不断改良之后，真是越做越逼真，一道比一道好吃！亲爱的读者，找个时间，买些生酮食材照着生酮食谱做做看，保证让你有意外的惊喜！

生酮饮食为什么会失败？

做错了，就容易失败，所以要谨守本书所提到的正确的方法，切记一定要验血酮。

我进行生酮饮食几个月，为什么体重没下降，反而越吃越胖？

因为你吃太多了！如果生酮饮食正确：淀粉降到 5%（净碳水化合物不超过 30 克），蛋白质不超过 25%（每千克体重不超过 1.5 克），就不容易肚子饿。为什么肚子不饿呢？因为细胞的热量来源已经从葡萄糖改由酮体取代，所以光是身上的脂肪，就可燃烧三四个月以上，不必进食也可以。所以，身体自然没有饿的感觉，这就是在告诉你，库存的脂肪足够，不必从体外摄取脂肪。注意，脂肪摄取达 70%不是生酮的必备条件。

但你若不饿，却又照三餐吃东西，就会吃超过身体所需要的热量，过多热量就会囤积成脂肪，这是很简单的道理，最后当然会发胖。所以，进行生酮饮食后，肚子不饿，就少吃一点，即使肚子饿，也不要吃超量！

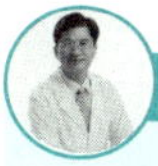

陈博士小讲堂

断食 382 天的世界纪录

就我目前所知，世界纪录的断食天数是 382 天，这比我以前所知道的还长很多。这个 27 岁的年轻人怎么可以断食这么多天？原来他是个 207 千克的大胖子，一年下来，他瘦到了 82 千克。

这一年多里，他本来住院观察，后来表现不错就出院，之后以门诊方式回医院检查。全程他受到医护人员定期检查血液、尿液，也因此有补充一些矿物质和维生素 C，他从头到尾没有任何病理反应。

他最初的血糖是50mg/dL，第四个月开始，血糖降到30mg/dL，有时甚至降到20mg/dL，但他没有任何不适，感觉也很好，并可以正常行走。这表示他全程处于生酮状态，身体以脂肪（酮体）为热量来源，不使用葡萄糖，所以血糖低一点也没关系。实验结束后五年，他体重维持在88千克，显示这个断食生酮的减肥法很成功。只要意志力够强，有医护人员的全程监督，这个研究告诉我们，其实用长期断食来减肥是安全而且很容易成功的。

我讲这个故事的目的，不是要大家效法，而是要让大家知道，我们身上的脂肪是可以燃烧很久的，测测你的体脂率，乘以你的体重，再乘以9大卡，你就知道身上的脂肪够你燃烧几天，保证比你想象的还久！所以，如果身体告诉你不饿，那就别勉强自己吃东西！

我进行生酮饮食几个月了，为什么精神没有变好，甚至头脑常常觉得空空的，又很想吃甜食？

因为你的身体根本没有开始生酮，你的脂肪吃太少了！淀粉吃得少，脂肪又吃得不够多！整个大脑就捉襟见肘，处在能量缺乏的状态，当然会头脑空空。细胞的能量来源还没有从葡萄糖转换成酮体，这时你应该大幅提高脂肪摄取，精确计算每餐脂肪的摄取量，要吃到70%以上，就很容易入酮。不过要让一个平时把脂肪看作毒蛇猛兽的人一下子大量吃脂肪，是一件很困难的事，要突破很大的心理障碍！

生酮饮食会让肌肉流失吗？

不但不会，甚至有不少人在生酮饮食时，肌肉增长了一些。这是因为酮体在代谢时，可以暂停糖异生，换句话说，代谢酮体时的副产物，可以阻断氨基酸转换成葡萄糖。这样可以让史前时代的原始人在饥饿或食物缺乏的状态下避免流失肌肉，这个机制让原始人有力气去找寻食物。除此之外，酮体代谢还有一个好处，会把甘油三酯里面的甘油转换成葡萄糖，不会让身体少数非葡萄糖不可的细胞断绝能量来源。除非把身上的肥肉都燃烧完了（此时酮体已经不够，不能暂停糖异生），身体才会开始启动糖异生，把肌肉里的氨基酸拿来当作热量来源，此时就会真的开始流失肌肉了。

以我个人的经验来看，我发现生酮之后，好像会更容易长肌肉。

我今年 50 岁，理论上睾酮分泌不如 20 岁的小伙子，因此训练的效果较缓慢，事实也是如此。我两年前开始训练，发现要锻炼很久，肌肉才会长一些。但最近生酮 3 个月，没做太多训练，肌肉却增长了，肥肉减少了，这真是一件美妙的事。我猜测可能体内生长激素、睾酮因生酮而增加，意思是身体的激素分泌回到了比较年轻的状态。所以我的结论是，生酮不但不会流失肌肉，还会长一些肌肉回来。

我进行生酮饮食后，为何脚会抽筋？

有些人因为受不了抽筋，只好停止生酮饮食，十分可惜。脚抽筋是因为缺乏电解质，只要补充钙、镁、钾、钠，就不会抽筋了。生酮饮食真的会让身体流失电解质或矿物质，这一点千万要注意。

生酮饮食会导致肾结石吗？

主流医学在用生酮饮食治疗儿童癫痫时，把肾结石列为副作用之一，这是因为早期生酮饮食限制液体摄取，的确会提高肾结石的风险，但现在早已不再限制液体摄取，所以只要大量喝水，生酮饮食并不会导致肾结石。

有胆结石的人适合生酮饮食吗？

不一定，要看胆结石有多大。如果是胆沙，也就是胆结石很小，小到像沙子一样，那么生酮饮食因为大量吃脂肪，刺激胆囊收缩，会促进胆沙的排放。但如果胆结石已大到 1 厘米以上，甚至 1.5 厘米，那么大量摄取脂肪会导致胆囊收缩，说不定会引起疼痛。所以有胆结石的人要特别注意，如果吃大量油脂以后，引起左肩或后背疼痛，那么油脂的使用就要循序渐进。若真的会诱发疼痛，那只好处理掉胆结石后再进行生酮饮食。

目前西医处理胆结石的方法就是把胆囊割掉。割掉之后，还能尝试生酮饮食吗？由于进行生酮饮食每餐都会摄入大量油脂，如果胆囊切除了，就不能大量分泌胆汁（胆囊的功能是把肝脏缓慢分泌的胆汁储存起来，当你吃到脂肪时，胆囊就会收缩，把胆汁一下全挤出，分泌到小肠去）。理论上，没有胆囊的人，进行生酮饮食可能无法消化大量脂肪，而会引起油便（或称大便浮油）。

实际上呢？未必，因为小肠里的胆汁会回收，肝脏持续分泌胆汁，加上回收的，有可能够用。

无论如何，以身体的信号为准。如果胆结石太大或胆囊切除，进行生酮饮食也没有油便，而且也生酮，那就恭喜你，你什么都不必做。如果有油便，没有生酮，那不妨在每次饮食时，补充胆盐和脂肪酶，帮助小肠消化油脂，这样就会生酮。

为什么我从生酮饮食转成低糖饮食就开始变胖？

因为淀粉吃太多了！总热量摄取太多，身体当然把淀粉以脂肪的方式囤积起来。这是动物吃太多淀粉的基本反应。

进行生酮饮食要不要计算热量？

对于刚开始生酮饮食的人，我强烈建议要计算热量，才不会吃太多，否则你不但不会变苗条，还可能越吃越胖，因为吃下过多的热量，身体最后当然会储存成脂肪。不然热量要去哪里？

过了几周之后，熟悉自己每天吃的量，而且养成习惯之后，就可以不用计算热量。你要学会倾听自己身体的声音，不饿就不要吃，或少吃，顺着这感觉就对了。

如果仍是依以往惯性，三餐时间到了就吃，腰围没有缩小或变得越来越粗，那就表示你吃的热量太多了。话说回来，不管是一般饮食、低糖饮食，还是生酮饮食，其实都根本不需要计算热量，只要每周量腰围就知道吃得太多还是太少。

进行生酮饮食或低糖饮食的人，一开始最大的感受就是不像以前那么容易饿。甚至你会发现，好像到了吃饭时间也不会饿。平时不需四处觅食，也不必随身携带零食。你好像变成原始人一样，体力充沛，做很多事情也不容易饿。既然不饿，就不要吃，身上肥肉会越来越少，肌肉越来越结实。你要有能力分辨饥饿感与空腹感，有饥饿感才需要吃东西。

绝大部分执行生酮饮食无效是因为做错了！吃了好几周，根本没生酮或总热量太高。

执行生酮饮食后，不容易饿，还要一日三餐进食吗？

首先要恭喜你，你不饿，表示你的身体现在已经靠脂肪作为热量来源。赶快去测一下血酮值，可能你已经生酮了，讲得比较学术一点：你已经进入营养型酮症！

这是个好消息。由于你血液中的饱和脂肪（甘油三酯）很多，或是体脂率偏高，光是燃烧体内的脂肪就完全满足你每天热量的需求了，所以你不会饿。

这时，你可以顺着身体的声音，一天只吃一、两餐就好，或每次吃一点点就好。这样，你身上的脂肪就会快速燃烧，你会发现以前怎么都甩不掉的肥肉现在正以飞快的速度消失，你也一天比一天苗条、结实。

请注意，我建议摄取足量的蔬菜，因为你需要电解质。甚至我会建议补充天然的综合维生素或有机蔬菜锭片。因为，尽管你的热量来源足够，体内有源源不绝的脂肪可供燃烧，但还是需要其他的营养素来催化千百种的体内生化反应。

如果你生酮之后，也就是身体已经以脂肪作为热量来源的时候，还傻傻地每天计算热量，例如每天进食1800大卡或1500大卡，就很可能瘦不下来，甚至越吃越胖。因为你不需要这么多热量，身体已库存一堆肥肉，够你燃烧好几个月。那些脂肪都是多余的，借这个机会可以燃烧掉，那为什么还要进食1800大卡呢？应该吃1200大卡就好，让600大卡的热量赤字由体内脂肪去提供吧！倾听身体的声音吧，它会告诉你该吃多少食物。

进行生酮饮食后，减重不明显怎么办？

大家一定要有正确的观念：执行生酮饮食可以减肥，也可以不减肥。如果你为了健康因素而执行生酮饮食，就维持碳水化合物5%，蛋白质25%，脂肪70%的比例。例如为了血糖稳定、睡眠安稳，治疗脑部疾患、多囊性卵巢综合征、某些癌症等。

但你若想减重，用这生酮饮食标准比例可能会让你失望。你可以降低总热量的摄取，或是降低脂肪的摄取比例。菲尼医师和沃莱克博士在这方面讲得非常清楚。他们俩是生酮饮食的研究权威，也都身体力行生酮饮食20～40年。他们设计的生酮饮食是以蛋白质和碳水化合物的绝对值为依据，而非比值。尤其是要减重的话，用这种计算方式会比较精确。例如，167厘米身高的男性参考体重是63～68千克，每千克参考体重每日应该吃1.5克的蛋白质，所以每日应该吃90克的蛋白质，等于360大卡。

而净碳水化合物要控制在每日30克，等于120大卡。在一开始，他们会让想减重者每日只吃91克脂肪，等于820大卡。如果他每天需要 2400 大卡，只吃这些则会造成 1100 大卡的热量赤字，这个短缺的能源就由燃烧体内脂肪来弥补，所以只有造成热量赤字才能减肥（见图 4–3）。

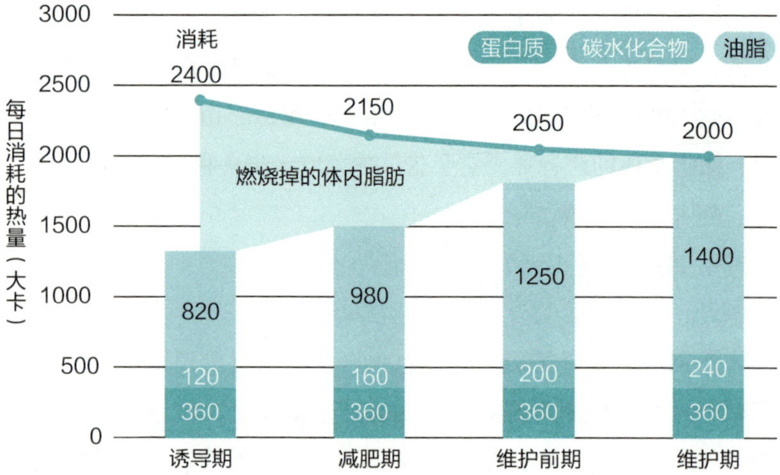

图 4–3　生酮饮食四阶段

因此，如果以热量占比来看，这个为了减肥而经过设计的生酮饮食碳水化合物占 9%，蛋白质占 28%，脂肪占 63%，这和一般的生酮饮食比例就不一样了。其实这种设计更合理、更精确，但很多细节讲起来会很冗长，我就不多做讨论。

简单来说，如果你执行生酮饮食之后，体重和脂肪没有明显下降，那就表示你在燃烧食物中的脂肪，但并未燃烧身体的脂肪。为了减肥，你要在生酮适应后（约 2 周），把饮食中的油脂减少，让身体去燃烧身上的肥肉，等达到理想体重之后，再把饮食中的油脂提高到 70%。千万要记住，蛋白质的摄取量要适中并保持等量。而碳水化合物则要控制在 30 克，等身体越来越适应酮体之后，在不脱酮的前提之下，慢慢提高到 60 克。

人以脂肪的形式来储存热量

前面说过，植物主要以碳水化合物来储存多余热量，而动物主要以脂肪储存。你吃下去的食物少部分以肝糖储存在肝脏和肌肉，其余就以脂肪储存。

一个 70 千克体重的正常人，肝脏和全身肌肉里面储存的肝糖，只能够做 90 分钟的高强度运动。但同一个人身体里的脂肪，却可以让他跑 20 趟马拉松，或是断食 120 天之久。所以，我们身体其实很有智慧，它库存了很多热量，以备不时之需。

问题是，你要用什么方法让身体燃烧脂肪呢？减肥是所有肥胖者一辈子最伤脑筋的事，也是许多国家（如美国）每年要花几百亿美元想解决，但解决不了的问题，因为用错了方法。

最聪明的减肥法，就是启动体内隐藏的一个程序，让它自动去燃烧脂肪。不用运动，连睡觉都可减肥，这个程序就是生酮，切入点就是低糖、高脂的生酮饮食。

进行生酮饮食后精神会不会变差？

通常不会。生酮饮食只会让精神变好。如果精神变差，最有可能的原因就是睡眠不足，睡眠质量不良，或是睡得太晚。我建议你晚上 11 点前入睡，每天睡足 8 小时，这样你的精神就会恢复。

进行生酮饮食后，睡眠质量会不会变差？

通常不会。生酮之后，睡眠只会更好，不会更差，因为睡梦当中，血糖不会起伏。而且半夜起来小便的次数减少，也会改善睡眠。但如果睡眠还是不好，有两个常见原因：

第一，晚餐吃太多或吃太晚，导致睡梦当中，还有一堆热量没用掉，在脑中乱窜，当然会睡不好。这个问题跟生酮饮食无关，是所有饮食方式都会遇到的问题。所以，睡觉 3 小时之前一定要吃完晚餐，睡前不能有饱胀感，最好有空腹感。如果不饿，甚至可以不吃晚餐，晚上会睡得更好，减肥也会更快！

第二，如果有心悸、心律不齐，甚至抽筋，又有睡眠质量不佳的问题，那很有可能是缺钾造成的，补足钾以后，上述问题就会全部消除。

为什么有些奶油的反式脂肪标示为零，有些标示为 3%？

这个问题曾经困扰过我一阵子，我以为有些奶油厂商已经有办法去除反式脂肪了，其实不然。大家都知道，现代化食品加工业常常把天然油脂用高压和加氢气的方式进行部分氢化，而形成自然界不存在的反式脂肪形式。现代主流和非主流的营养学都有共识，认为反式脂肪对身体的危害很大，所以许多国家或地区都全面禁用反式脂肪。

虽说自然界几乎不存在反式脂肪，但牛、羊等动物的胃里面有些细菌会产生反式脂肪，导致牛奶、奶油等乳制品含有天然的反式脂肪。

所以，市售产品有些含人工反式脂肪，有些则含天然反式脂肪。那么到底该如何标示呢?

反式脂肪本来指的是对食品进行部分氢化过程中所产生的，但后来扩充到所有食品。而且反式脂肪指的是非共轭式反式脂肪，若是共轭式的反式脂肪则不算反式脂肪，因此有些条文就认为，可以不必标示。

也就是说，天然反式脂肪因为是共轭式的，可以不标示，而人工的反式脂肪因为是非共轭式的，所以必须标示，这就是天然奶油明明含有反式脂肪，却可以标示为零的原因。

这里还有一种解说，给还不清楚的读者参考：

反式脂肪酸是油脂加工中产生的含 1 个或 1 个以上非共轭反式双键的不饱和脂肪酸的总和，不包括天然反式脂肪酸。在食品配料中含有或生产过程中使用了氢化或部分氢化油脂时，应标示反式脂肪（酸）含量。配料中含有以氢化油或部分氢化油为主要原料的产品，如人造奶油、起酥油、植脂末和代可可脂等，也应标示反式脂肪（酸）含量，但是若上述产品中未使用氢化油，可由企业自行选择是否标示反式脂肪（酸）含量。

食品中天然存在的反式脂肪酸不要求强制标示，企业可以自愿选择是否标示。

还有些地方的条文规定，每 100 克食品内所含总脂肪不超过 1.0 克，或是每 100 克食品内所含反式脂肪量不超过 0.3 克，反式脂肪可以标示为零，也就是说，即使食品含人工反式脂肪，只要含量不高，也可以标示为零。

可能这又会给真正想追求健康的消费者增添些许对脂肪含量标签的烦恼与惆怅了！

天然奶油中的反式脂肪，到底对人体有无伤害?

我们现在知道了，原来牛、羊胃里细菌所产生的反式脂肪是共轭式反式脂肪，和人工部分氢化所产生的非共轭式反式脂肪是不一样的。

我跟大家报告一个天大的好消息，据许多研究发现，这些共轭式反式脂肪，例如牛、羊的脂肪和乳汁中的共轭式亚油酸（CLA），不但对身体无害，还可能降低得癌症和心脏病的风险。另一种天然的反式脂肪反式异油酸（TVA）也可降低得癌症和心脏病的风险，而且在人体内可转变成共轭式亚油酸。

所以，虽然奶油中含有反式脂肪，但是无害的，甚至对人体有益。这又印证了一点，还是天然的最好，人类真的不要自作聪明，任意窜改食物的分子结构!

一般人多久可进入生酮状态?

不一定，有人要 2～5 天，但也有人很快。完全取决于他所吃的脂肪、蛋白质、碳水化合物的比例。90%、5%、5%肯定要比70%、20%、10%来得快。我个人第一次生酮，是搭飞机到美国，由于路途遥远，飞机上的面包、糕点我不吃，到了目的地又忙着打扫，处于类似断食和运动的状态，所以 36 小时之后，我静下来测血酮值，发现已在不知不觉中从 0.4 提升到 1.1 了。

自从我生酮之后，偶尔会因为外出聚餐而脱酮，因为外食或餐厅菜肴实在太丰盛，有时会有意或无意多吃蛋白质或碳水化合物，因而血酮降到 0.5 以下。但是，只要下一餐吃回正常比例，很快地就会恢复生酮状态。我的最高纪录是只要一餐的时间就可入酮（恢复生酮状态），大约 6 小时。

如何让身体快速生酮？

现代人求快，既然生酮对身体的好处很多，那么可不可以不要等三至五天，而直接隔天进入生酮呢？答案是可以的。有三种方法，可以让身体快速进入生酮状态：

1. 前一天晚上运动。从晚餐后到睡前，持续运动 2 小时。第一个小时做训练，例如仰卧起坐、俯卧撑、举哑铃等。第二个小时做有氧运动，例如跑步、跳绳、健走、游泳。运动完稍作休息，大约 1 小时后去睡觉，隔天早上起来就会生酮。为什么睡前运动会促使身体生酮？因为晚上激烈运动 2 小时，会耗掉体内很多肝糖。直接去睡觉，没有补充任何食物或饮料，这样在睡眠中肝糖大约就会耗尽，然后就启动脂肪燃烧。注意，运动后即使肚子饿，也不可进食，否则无效。另外，运动完不可马上倒头就睡，因为身体还很兴奋，这样会导致浅眠多梦，所以要休息放松 1 小时后再入睡。

2. 清水断食。一个人不吃任何食物，肝糖大约在 24 小时就会用完，接下来就要燃烧脂肪。此时除了燃烧脂肪，也会把肌肉里面的氨基酸拿来转换成葡萄糖，48 小时或 72 小时之后，身体才会生酮。我这边指的清水断食，就是只喝水，不吃任何食物，包括蔬果汁、茶饮、营养补充品、西药等。有些人常推的蔬果断食严格来说不算断食，只能说算节食，是无法让身体生酮的，因为还有来自蔬果的热量。

也就是说，清水断食两至三天，身体就会生酮（不过这样好像没有达到隔天生酮的目标）。断食完，如果不执行生酮饮食，就用葱粥汤复食，然后一至两天之后，再恢复一般饮食。如果要执行生酮饮食，可以在复食的时候，少量摄取高脂肪与低淀粉食物，慢慢进入生酮饮食。如果摄取太多太快，可能会引起肠胃不适，因为肠道已经停工两三天了，一下吃太多蛋白质和油脂食物，消化酶会分泌不足。这样看来，好像用清水断食来衔接生酮饮食比较复杂。

3. 中链脂肪酸（MCT）。有些人认为椰子油里面的中链脂肪酸进入身体之后，很快会转成酮体，所以他们就用喝含中链脂肪酸的油来快速入酮。

我该喝含中链脂肪酸的油吗？

最近几年在美国的超市突然卖起中链脂肪酸的油，在网络上更是盛行，中国台湾生酮社群也有很多人在讨论。到底什么是中链脂肪酸的油，有必要花钱买来喝吗？这里有必要来说明一下。

中链脂肪酸（MCT），顾名思义就是脂肪酸的长度比较适中，不像大部分食用油含的是长链脂肪酸（LCT），例如牛油、猪油、奶油、坚果等，而中链的 MCT 生酮效果比长链的 LCT 好。

脂肪酸越短（也就是碳原子越少），越容易被人体消化吸收，而且不需经过胰腺分泌的脂肪酶和肝脏分泌的胆汁分解，而直接从肠道进入肝脏，然后送达人体各处，作为能量使用或转换成酮体。中链脂肪酸因为分子小，在肠道吸收的方式很像葡萄糖，非常有效率，但又没有葡萄糖会导致血糖不稳的缺点。椰子油里面高达 50% 以上是月桂酸（C12），虽然月桂酸在化学上被归类为中链脂肪酸，但在身体里面，月桂酸的行为比较像长链脂肪酸。有

12 个碳的脂肪酸到底属于长链还是中链呢？大家误以为椰子油里面都是中链脂肪酸（因为光是月桂酸就占了一半，而月桂酸在化学上属于中链脂肪酸），但很可惜，它的运行作用属于长链脂肪酸，对人体来说，还是不像更短的脂肪酸那样容易吸收与运用。

毕竟把 12 个碳硬性规定为中链或长链，是人类武断的分类。所以想要饮用椰子油来达到 MCT 的生酮效果，可能还不如直接买市售的 MCT 产品，因为严格的 MCT 指的是 C8 和 C10 的脂肪酸。

市售的 MCT 产品是由椰子油或棕榈仁油，经过分馏过程，提炼出的辛酸（C8）或癸酸（C10）而制成。常见的 MCT 含量高的食物如表 4–3 所示，而椰子油中的中链和长链脂肪酸的成分分析如表 4–4 所示。

表 4–3　常见的 MCT 含量高的食物

类别	MCT 占油脂成分的比例
棕榈油	79%
巴巴苏油	77%
椰子油	63%
棕榈仁油	55%
山羊奶	19.8%
绵羊奶	14.4%
牛奶	10.1%
鲜奶油	10.1%
草饲牛奶	9.9%
草饲酸奶	9.6%
奶油	9.4%
芝士	7.3%
酸奶	6.7%

表 4-4　椰子油的中链与长链脂肪酸成分分析

	油脂类型	链长（碳原子）	种类	比例（%）
己酸（羊油酸）	饱和	6	中链脂肪酸	0.5～1
辛酸（羊膻酸）	饱和	8	中链脂肪酸	5～10
癸酸（羊脂酸）	饱和	10	中链脂肪酸	4～8
十二酸（月桂酸）	饱和	12	中链脂肪酸	45～52
十四酸（肉豆蔻酸）	饱和	14	长链脂肪酸	16～21
十六酸（棕榈酸）	饱和	16	长链脂肪酸	7～10
棕榈酸油	Ω-7 单元不饱和	16	长链脂肪酸	＜1
十八酸（硬脂酸）	饱和	18	长链脂肪酸	2～4
油酸	Ω-9 单元不饱和	18	长链脂肪酸	5～8
亚油酸	Ω-6 多元不饱和	18	长链脂肪酸	1～3
α-亚麻酸	Ω-3 多元不饱和	18	长链脂肪酸	＜0.2
γ-次亚麻油酸	Ω-6 多元不饱和	18	长链脂肪酸	＜0.1

XCT 和脑辛烷值油又是什么？

热衷生酮饮食的人可能还会买到 XCT 和脑辛烷值油，这些就是名副其实的 MCT，因为有的厂商会用一般广义的 MCT 糊弄消费者，把月桂酸也算进去，有点鱼目混珠。

在化学分类中，MCT 分成 4 种：C6、C8、C10、C12。

C6：己酸，椰子油中只含微量，虽然己酸被吸收后会很快转换成酮体，但它很难吃，而且会造成肠胃不适，所以不建议食用。

C8：辛酸，又称脑辛烷值油，存在于椰子油、棕榈油、奶油、母乳中。椰子油中约 6%是 C8。为什么称之为脑辛烷值油呢？因为它一旦被吸收后能很快转成酮体供大脑使用，让大脑表现优异。

除此之外，C8 可抑制肠道中念珠菌的增生，可因此改善因念珠菌引起的腹胀、肠躁症、慢性疲劳综合征、忧郁症、皮肤感染和口腔感染。C8 怎么会有这个效果呢？据研究是因为它可以溶解念珠菌的细胞膜，让念珠菌凋亡。另外，它还对高血压等疾病也有效。

C10：癸酸，少量存在于椰子油、棕榈仁油、牛奶、羊奶、母乳中。椰子油中约 9%是癸酸，C10 比 C8 更慢转成酮体，但比较便宜。它对身体健康的好处包括：提升高密度脂蛋白胆固醇（俗称好胆固醇）数值、强劲的抗病毒能力、快速提供热量、帮助减脂增肌。

C12：十二酸，月桂酸。化学家很多年前武断地定义中链脂肪酸包括从 C6 到 C12，其实 C12 在生物学上已属于长链脂肪酸。我们身体吃下 C12 之后，是在肝脏中分解，而不像 C6、C8、C10 是直接吸收。C12 是 MCT 中最便宜的，但严格来说，它是假的 MCT。

XCT：同时含有 C8 和 C10 就是 XCT。XCT 本来是用于制作防弹咖啡，因为早上喝咖啡的目的不是在提振精神吗？而 XCT 是名副其实的中链脂肪酸，可强化脑力，所以就被选用在防弹咖啡的配方中，但其实也可用在很多生酮食物中，例如奶昔、浓汤、寿司，甚至生酮冰激凌中。它在常温下是液体，不像椰子油是固体，也不需要冷藏。人体细胞转换 XCT 成酮体的速度超越其他油脂。它可以杀菌，抗病毒，帮助吸收维生素 E、钙、镁，维持胆固醇水平正常。

那我到底要选用 XCT 还是脑辛烷值油呢？如果要经济实惠，就选 XCT。如果是要快速提升体能、强化脑力，那就挑贵一点的脑辛烷值油。脑辛烷值油约是椰子油强度的 18 倍，XCT 约是椰子油强度的 6 倍。

大家都知道，生酮饮食是靠严格限制碳水化合物和大量摄取脂肪让身体快速生酮，借此提升体力、强化脑力，但不同的油脂其实有不一样的效果。现代的知识与科技已经精确到可以分辨不同强度的生酮脂肪。各种不同脂肪酸的生酮效果，依强度整理如下，有需要的人可以参考：

脑辛烷值油（C8）> XCT 油（C8 + C10）> MCT 油（C8 + C10 + C12）> 椰子油 > 一般油脂（奶油、牛油、猪油）

真的有必要喝 MCT 油吗？

前面讲了那么多关于 MCT、XCT、脑辛烷值油的内容，真的有必要花钱买来喝吗？只吃椰子油，甚至一般橄榄油、苦茶油、奶油可以吗？我提到一般的食用油是长链脂肪酸，若要进入线粒体，需要肉碱的帮忙，不像中链脂肪酸直接就可以进去。所以体内肉碱不够的人生酮比较慢，要快速达到效果，可以补充 MCT。

到底要不要买 MCT 油来喝？很多生酮爱好者都有这个疑问。我的回答是因人而异，要看你的目的是什么。

20 世纪 60 年代，科学家发现 MCT 油每单位所产生的酮体比其他油多，因为它们在体内直接通过肝门静脉进入血液中，而不像其他油必须通过淋巴系统。1971 年，小儿神经学家彼得·胡腾洛赫尔（Peter Huttenlocher）医师想出一个方法，使生酮饮食中 60%的热量由 MCT 油提供，结果更容易生酮，可以比原始的生酮饮食可以多吃一些蛋白质和碳水化合物，这样就可以让癫痫儿童享受更多一般食物，比较不受拘束。

由此可见，把一般食用油换成 MCT 油，是想更快地产生更多酮体，而酮体对于大脑具有保护作用。所以，如果执行生酮饮食的目的是要大脑运作更有效率，让精神更好、头脑更清晰，的确摄取 MCT 油，尤其是 XCT 油、脑辛烷值油的效果会很好。但如果目的是要稳定血糖或减肥呢？

精神科医师乔治娅·埃德（Georgia Ede）提到，吃一些快速生酮的营养品和摄取 MCT 油，可以快速提高血中酮体浓度，但这样的效果只是短暂的，而且有可能会掩盖隐藏的疾病。她所指的是高胰岛素和高血糖的问题。如果生酮是靠 MCT 油达成，而非降低碳水化合物摄取，以启动身体自行燃烧脂肪，那么胰岛素和血糖仍旧会持续对身体产生负面影响，减肥的效果也就不如预期。

生酮饮食可以喝酒吗？

关于这个问题有两种说法，赞成的人说，只要酒不甜就行，例如下列酒精浓度大于40%的酒类就可以喝：高粱酒、威士忌、白兰地、朗姆酒、伏特加、琴酒、干邑白兰地、龙舌兰。至于甜葡萄酒、啤酒，里面含有糖分或其他碳水化合物，最好不要碰；若真要喝，必须把这些糖分算入你每天的碳水化合物允许额度中。至于调和酒、鸡尾酒，也要非常小心，因为它们通常会加入糖分很高的汽水或果汁。喝这类酒会减缓燃烧脂肪的速度，甚至让你脱酮。

另一种说法是，即使烈酒也要小心，甚至更容易脱酮，这是为什么呢？因为负责酒精代谢的是肝脏，而把脂肪转换成酮体的也是肝脏，若喝酒过量则会抑制肝脏产生酮体的效率，有可能降低血酮浓度，所以浅尝可以，一旦稍微喝多，就犯了生酮饮食的禁忌。

还有，大家千万不要忘记，酒精是有热量的，每克约含7大卡，喝太多等于过食，也会发胖（见图4–4）。

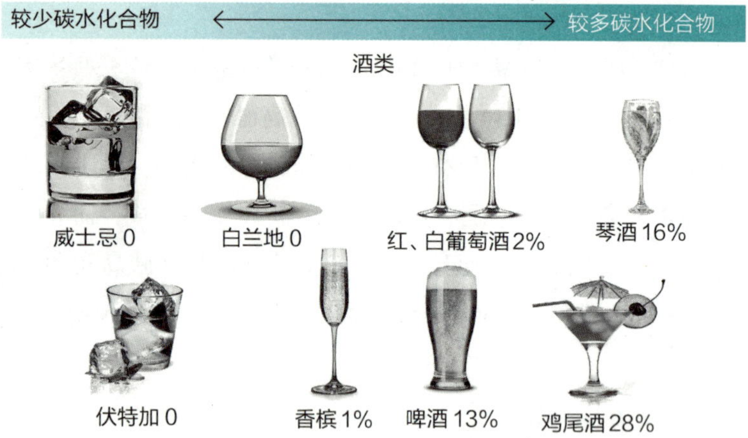

图 4–4　酒类中的碳水化合物含量

生酮饮食可以吃中药吗?

这是一个非常重要的问题，因为有很多人在吃中药调理身体。我的回答是要小心。常用中药形式是熬煮中药汤或制作中药萃取浓缩粉。中药汤大多会添加大枣、枸杞、山药、薏仁，这些都是高糖分或高淀粉的药材，熬煮后，药汤里面会有糖分，要特别小心（见表 4–5）。可以的话，要查明每一种药材里面的净碳水化合物，列入计算，尽量控制每日净碳水化合物的摄取在 20 克以内。

表 4–5　常见中药材每 100 克的 3 大营养素含量（单位：克）

	大枣	龙眼	枸杞	山药
脂肪	0.2	0.1	1.5	2.1
蛋白质	1.2	1.3	13.9	7
总碳水化合物	20	15	64.1	76.9

如果是萃取浓缩粉，那就要更小心，因为这些粉其实是用了一种作为赋形剂的玉米淀粉，这种淀粉一吃到肚子里，就变成糖分。要拿个小型电子秤，称一下重量，列入计算。

素食者如何执行生酮饮食?

我第一次在演讲中提到要举办生酮之旅，马上就有人问素食者能参加吗？答案是当然可以。奶蛋素食者由于会吃到蛋白质含量丰富的奶制品和鸡蛋，所以执行生酮饮食一点都不难。全素食者则因为蛋白质摄取量较低，相比之下碳水化合物摄取量就会比较高，所以执行生酮饮食比较有难度，但还是可行，关键在于营养计算。应尽量避开高淀粉的根茎类与五谷类素食，而应大量食用叶菜类与豆腐制品。

最后，提醒大家，不管奶蛋素食者还是全素食者，最重要也最容易被疏忽的，就是加油！一定要随时准备好橄榄油、椰子油、苦茶油、无水奶油，初期最好仔细计算，油脂要加到总热量的70%以上，每餐实际摄取的油脂通常不要低于30毫升。这样做，素食者想要生酮也不难。

生酮饮食会导致心跳加快，如何调整饮食？

生酮饮食须大量减少碳水化合物的摄取，导致胰岛素分泌减少，这时会促进肾脏排出矿物质，最重要的有钙、镁、钾、钠4种。本来蔬果摄取量较少的人的钾摄入量就很少，现在又大量流失，于是体内钾浓度快速下降，就会导致心悸或心律不齐，严重的话还会出现抽筋及其他一系列问题。

缺钾是错误执行生酮饮食最常见、最大的问题。为了解决这个问题，可以大量摄取低淀粉和低糖分的蔬菜，例如菠菜、小白菜、空心菜、韭菜、莴苣等。我个人如果每餐吃200克蔬菜，就会感觉好很多。如果效果不理想，还可以补充含钾的综合矿物粉。

为什么生酮饮食容易导致抽筋？

原因和前一个问题一样，是缺钾。有人会说，不对啊！不是缺钙才会抽筋吗？是的，缺钙会抽筋，但缺钾也会抽筋。这个原理很多人不清楚，其实是因为钙进出肌肉细胞需要能量，而这能量是细胞膜上的钠钾泵所提供，因此如果缺钾，也会抽筋。

为什么刚开始执行生酮饮食，有肩颈僵硬、头痛症状？

这还是缺乏矿物质的问题，只要补足钙、镁、钾、钠，这些问题就会迎刃而解。生酮饮食者最好不要吃精盐，因为精盐里面只有钠、没有钾。而我们钾的每日需求量远大于钠，所以最好改成低钠高钾盐，或是海盐、岩盐、湖盐，这些天然盐的矿物质比较丰富。但光是换盐还不够，还有必要使用营养补充品。

我自己是把过去每日补充 1 颗氨基酸钙镁的习惯，增加到每日 2 颗。每餐都要加低钠高钾盐，另外还会尽量每餐吃 200 克蔬菜，或补充有机蔬菜锭片，最后的秘密武器就是泡综合矿物粉来喝。

生酮饮食会使人便秘吗？

不一定，但很多人会这样，那是因为蔬菜吃得太少。按日常饮食习惯，人们通常每天都会吃水果，而生酮饮食要限制水果的摄取，所以膳食纤维摄取量大幅下降，若不通过摄取蔬菜弥补，的确有些人会有便秘的问题。

我个人以前喜欢吃水果，一天经常吃两大颗番石榴，一进入生酮饮食后，几乎不再吃水果了，但会努力确保新鲜蔬菜的摄取量一天在 300 克以上，所以虽然排便量有减少，但从没有便秘的问题。

为什么生酮饮食会让坏胆固醇与总胆固醇升高？

这是由于蔬菜吃得太少。很多人从传统的高糖饮食改成生酮饮食之后，就不再吃水果（因为糖分高），甚至连蔬菜也不怎么吃了。体内的抗氧化剂（例如维生素 C、维生素 E、植物生化素等）不足，就会使坏胆固醇升高。改善的方法是大量吃叶菜类蔬菜，或是补充高质量的维生素 C 等营养品。

网络上流传着很多生酮饮食会升高坏胆固醇的说法，甚至很多人因为这个原因而中断生酮饮食，认为不健康。网络上非官方统计，有 1/3 生酮饮食者的总胆固醇和坏胆固醇（LDL–c）会升高，这到底是怎么回事呢？LDL–c 升高，可能是因为你吃了太多肉类或油炸物，自由基太多了，或摄取大量 Ω–6 油（例如大豆油、玉米油），而让身体容易发炎所致。

要解决这个问题很简单，不是停止生酮饮食，而是记得低温烹调、不要煎炸、摄取大量蔬菜、补充维生素 C、多吃 Ω–3 油（如鱼油、亚麻籽油）、不要怕饱和脂肪（如椰子油、奶油），也别忘了吃单元不饱和脂肪（如橄榄油、苦茶油）。

如果你分两组人做生酮饮食实验，一组人每天吃油炸鸡腿或盐酥鸡，但另一组人吃蒜泥白肉、豆腐、香菇、大量青菜，这两组都可以生酮，但请问哪一组健康？前一组的坏胆固醇保证上升，而后一组可能下降。

以上，只是按照传统的胆固醇知识来解释，不一定正确。其实，在我以前的著作中，对 LDL 已经有很先进、很精确的解释。我在这里再进一步解说，有兴趣的读者，请继续读下去。

虽说 LDL–c 一直被认为是坏胆固醇，但事实上，LDL–c 在临床上的意义不大，我通常不看它的数值，只看总胆固醇（TC）和高密度脂蛋白胆固醇（HDL-c）的比值。为什么呢？

第一，LDL-c 的数字通常是计算出来的，而不是实测得出的。它的计算公式是：

2012 年版本：LDL-c = 3/4（TC − HDL-c）

若是实测，检测费将非常昂贵。

第二，LDL-c 不全然是坏胆固醇，LDL 这种低密度脂蛋白还分大颗粒与小颗粒，小颗粒的 LDL 才是真正的坏东西，因为它会穿过血管内皮，大颗粒的 LDL 反而是好东西。所以，如果你的 LDL 升高，到底里面是大颗粒的 LDL 升高，还是小颗粒的 LDL 升高呢？几乎没有一个医师会跟你进一步探讨这个问题，所以目前 LDL 升高就成了一个未解之谜，到底如何，没人深究。这就是我根本不管 LDL 高低的缘故，除非你进一步检测大颗粒或小颗粒，但医生会帮你检测吗？概率大约为零。若真要检测 LDL–c 的 7 个亚型，费用也不便宜，估计要好几千元。

生酮之前，2018 年 1 月 30 日我的 LDL–c 是 159，生酮约 1 个半月之后，3 月 12 日我的 LDL–c 升到 201，果然我也加入了坏胆固醇升高的行列，反对我生酮的人要是知道了，一定会幸灾乐祸！而看报告时，门诊医师硬是要我吃降胆固醇药，但我才不吃呢！因为事情并非这么简单。

沃莱克博士在他的维塔疗法（Virta Treatment）实验 1 周年报告中，发表了令人安心的答案，也终于让人恍然大悟。虽然低密度脂蛋白胆固醇（LDL–c）上升了 9.9%，但小颗粒的低密度脂蛋白（LDL）下降了 20.8%，而总颗粒下降 4.9%，另外载脂蛋白 A1（ApoA1）上升了 9.8%，载脂蛋白 B（ApoB）下降了 1.6%，极低密度脂蛋白颗粒（VLDL-P）下降了 38.9%……所有的数字全部指向同一个方向：生酮饮食能降低患心血管疾病的风险，即使 LDL 升高，也是好的大颗粒 LDL 升高。所以应该持续生酮，如果因此而中断，那就亏大了。

至于总胆固醇升高，我觉得暂时不要紧张，可能是肝脏要制造多一点的原料给激素使用（肾上腺皮质醇、睾酮、雌激素的原料都是胆固醇）。也有可能是因为 LDL-c 上升所致，而在减肥瘦下来后，LDL-c 很快就会恢复正常，这是菲尼医师临床上观察到的现象。

为什么生酮饮食一开始减重很快，后来就变慢了？

这是因为一开始减掉的很多是水分。这个事实会让胖的人有点失望，因为很多人兴高采烈地告诉我：我一天瘦了两斤！真是振奋人心，我实在不想泼冷水，但我还是要告诉对方，刚开始减的大部分是水分。因为生酮饮食在一开始会把肝脏里的肝糖拿出来转换成葡萄糖。而肝糖非常亲水，也就是说，每一个肝糖分子都会结合很多水分子，所以肝糖变成葡萄糖之后，这些水分子就随着尿液排出来（估计 1 克肝糖带着 3 克水分子），所以体重下降很明显。大概要等到生酮之后，减下的重量才会以脂肪为主，到那时减少的重量就不像一开始那么戏剧化，但不要急，那才是真正的减重实力。

另外，生酮饮食者会大量减少碳水化合物摄取，胰岛素因此减少，钠会通过尿液大量排出。而学过生理学的人都知道，钠往哪里跑，水就往哪里去。体内钠浓度下降，水就排出，所以体重就下降。这也是一开始减重很快的原因，因为是钠也把水带出了体外。

简单来说，碳水化合物、胰岛素、钠、水是一伙的，它们同进同出。少吃碳水化合物，胰岛素就会下降，钠就排出，水也跟着排出。

总之，刚开始减的体重很多是水分，不过别难过，脂肪已经开始在燃烧，而且会越来越明显。你可以从腰腹脂肪看出来，生酮饮食减肥肉是很厉害的，塑形是迟早的事，但前提是你要做对！一定要有热量赤字。

虽然这些年来我的腰腹脂肪蠢蠢欲动，但我个人的 BMI 和体脂率都还算正常，身高 178 厘米，体重 70 千克，所以生酮饮食 3 个月以来，体重总还是维持在 68～69 千克之间。虽然体重没有降太多，但体脂率降了 3.0，真奇妙！而且外表看得出来变化，我明显察觉到腰腹脂肪和内脏脂肪在慢慢缩小，这个速度比之前执行了两三年的低糖饮食快多了！

我已经很瘦了，可以尝试生酮饮食吗？

答案是当然可以，但你要吃够。很多人听到生酮饮食可以减肥，第一印象就是我已经很瘦了，会不会越生酮越瘦？不要担心，如果你有生酮的需求但不胖，只要每天吃超过需求的热量，就不会瘦，而且还有可能长肌肉！但要记得做训练。身体启动生酮后，你若摄取的热量不足，身体就会燃烧自体脂肪，你就会瘦。

很多人误以为生酮饮食是减肥饮食，其实生酮可以减肥，也可增重，只是要看你摄取的热量是过少还是过多。请问，如果你执行生酮饮食每天吃 5000 大卡，能减重吗？反之，如果每天只吃 1000 大卡，怎么可能不瘦？

生酮饮食需要控制热量吗?

生酮饮食是一种简约的美食主义。不需要斤斤计较热量，只要不是太撑，你想吃多少，就吃多少！但你要知道，吃得太多，会瘦不下去，甚至会越来越重，体重计会告诉你。如果吃得少一点，或把三餐减为两餐，你就会发现减肥的速度很快。总之，要看你的目的为何。计算热量是相当枯燥而且无聊的事，刚开始需要计算，但熟悉自己身体消耗和食物摄取的平衡点之后就可以免了。这时你会发现，拿回食物的主导权是一件很不错的事，不要再被食物牵着鼻子走了！

碳水化合物摄取量极低，会不会营养不良?

答案是不一定，只是要看你的蔬菜吃得够不够。以米饭、面食为主食时，我们是消化淀粉，然后将其转换成葡萄糖，作为热量来源。但身体生酮之后，是以脂肪为热量来源，就和葡萄糖没有太大关系了，所以即使米饭、面食、根茎类完全不吃，也一点问题都没有。我比较在乎的是蔬菜，因为身体每日所需的矿物质（例如钾、钙、镁）大多来自蔬菜。我生酮之后，体会到矿物质流失严重，因此非常重视每天蔬菜的摄取。

会有人无法生酮吗?

理论上，应该每个人都可以生酮。生酮是肝脏的一个很好的内建程序，每一个人都有这样的程序，就看你要不要唤醒它。只要将净碳水化合物的摄取降到不够身体使用的地步，身体就会切换开关，因为这时身体以为处在断食的状态，肝脏就会把脂肪代谢成酮体，供全身细胞燃烧用。这个开关容不容易切换、切换时身体舒不舒服，取决于执行者的体质，以及他之前的饮食习惯。

从高糖饮食直接变换为低糖高脂的生酮饮食，很多人会不适应，会产生比较明显的生酮流感症状。对于这样的人，有两个解决方案。第一，先进行低糖饮食一阵子（例如 2 周），再执行低糖高脂的生酮饮食。第二，从执行的第一天开始，就补充足量的钾、钠、钙、镁等矿物质，以及维生素 B 群、维生素 C，这样就可以减少生酮流感和营养素缺乏的负面作用了。

生酮饮食安全吗？可以执行一辈子吗？

这是很多人问我的问题，而我的回答是：不知道，但如果可以的话，我想一直持续下去，因为生酮让我的精神变好、睡眠更沉、头脑更灵活、耐力更好、腰腹瘦身、体脂率下降、血糖稳定、肌肉增长。毕竟我还没有执行几十年的经验，我无法武断地告诉你长期执行生酮饮食是否安全。

不过，菲尼医师宣称他已经执行生酮饮食 40 年，沃莱克博士执行 20 年，有些生酮群组的人也表示他们已经执行 30 年。他们都活得很好，体力、脑力、体型也保持在良好状态，所以这又让我产生不少信心。

我目前能说的是，生酮饮食不是均衡饮食，如果你能确保矿物质和抗氧化剂补充足够，身体没有产生负面反应，而且血液检查正常，我认为一直生酮下去没什么不好。

简单说，生酮之前，一定要去做一次全身健康检查，把血液报告先做好。执行生酮饮食时，随时注意自己有无负面反应，如果有，表示有营养素缺乏，要适时适量补充。大约在满两个月的时候，再做一次全身体检，看看和两个月之前相比有无异状。若有甘油三酯升高、好胆固醇下降、发炎指数升高等现象，表明你吃错了，要全面检讨，可能要降低热量摄取、改善食材的质量，或通过补充营养品来调整。

如果执行生酮饮食一段时间后，觉得厌倦了，或是怀念一些小吃、水果、糕点，还是可以回到低糖饮食的。但我通常不建议回到高糖饮食，否则肥胖、血糖、头脑问题，都有可能回来。我认为高糖饮食本来就与人类基因不相契合，而现代人的生活方式更是让这种饮食模式显得格格不入，特别是高精制淀粉和含糖饮料这些现代化高糖饮食真的是万恶之源，所有慢病都和它们脱离不了关系，所以还是维持低糖饮食吧！

我该执行生酮饮食多久？

每个人在执行生酮饮食前，都应该设立明确的目标，那你有没有列出清单呢？例如，我个人执行生酮的目的并非减重，所以如果 1 千克都没减下来我也不在乎，但我非常在乎腰腹脂肪是不是消掉，因为过去 10 年来，它增长的速度蛮快的。我发现腰腹脂肪越多，我的血糖波动就越明显。所以，对我而言，如果腰腹脂肪消除、血糖非常稳定、头脑很清晰、睡眠很好，我就达到目的了。到那时，我就可以自由选择是回到低糖饮食还是维持生酮饮食，或根据需要轮替。

你不觉得可以自由选择饮食方式，并使自己的体态、精神、睡眠、体力保持在最好的状态，是一件很幸福的事吗？

美国人进行生酮饮食，吃很多培根、香肠，这样好吗？

的确，我们在 YouTube 上看到很多美国人进行生酮饮食时都在吃培根，这一点我很不以为然。他们常常将培根随便烤一烤，煎一个荷包蛋，就拿来当早餐。我个人是不吃培根的，因为它虽然是脂肪含量高的肉类，比例上适合生酮饮食，但常常含有亚硝酸盐，不算是好的加工食品。而且美国人常把它烤到硬邦邦的，我都很怀疑肉质是否氧化变质。所以我通常都是拿新鲜的牛肉、猪肉、鸡肉来烹调，不用加工肉品。

进行生酮饮食只吃肉和蔬菜，没有饱腹感怎么办？

这是一个误解满深的问题。首先，我要澄清，生酮饮食不是只吃肉和蔬菜，在本书食谱中，你会看到肉类、青菜、豆腐，都可以吃，甚至我还会吃魔芋、生酮糕点等，其实生酮饮食比大家想象的丰富、美味、自由多了！不是只有吃肉配菜。其次，什么是饱腹感？如果你吃下 200 克蔬菜、100 克豆腐、100 克菇类、100 克肉还有 40 克油，怎么会没有饱腹感呢？

我知道你所指的是少了米饭或面条那种填饱肚子的感觉，其实那只是一种习惯、一种错觉罢了。我们要知道，不吃米饭、面食也能产生饱腹感，只是你心里还在惦念淀粉类主食，我知道那是一种依赖感、一种失落感，没关系，持续一阵子生酮饮食后，你就会适应了！

当我心理上很需要吃淀粉食物时，怎么办？

我知道生酮饮食会禁止你以前常吃的很多外食，例如牛肉面、水饺、面包、蛋糕、饼干、饮料等，很多人在心理上会有一种被剥夺感，好像生酮饮食把他最爱的东西抢走了一般。其实这是考验自己勇气与毅力的时候，是心灵成长的淬炼。虽说如此，很多人还是说，我受不了了，我要吃米饭、面食和蛋糕！

如果真的管不住自己的嘴巴，别难过、别生气，在本书的低糖生酮食谱中，我们提供了解决方案。谁说生酮饮食不能吃米饭、面食和蛋糕？只要把食材稍微换一下，我们还是可享用上述令人怀念的美食的。大家可以自行在家自制食谱。

蛋白质和脂肪一起吃有什么好处？

常常看到有人只吃瘦肉、不敢吃肥肉，或者买牛奶、酸奶专挑低脂的，或者只喜欢喝高蛋白粉、精力汤，其实这些看似健康的饮食行为都暗藏危机。怎么说呢？我建议大家吃蛋白质一定要搭配脂肪（肥肉或油），这是因为摄取蛋白质会刺激胰岛素分泌，有类似淀粉刺激胰岛素的效果，虽然没有淀粉那么厉害，但还是不妥。一旦蛋白质和脂肪一起吃，就不会分泌胰岛素，这样就不会囤积脂肪，脂肪不囤积，就不会有胰岛素抵抗的问题，这是一种良性的循环。所以，脂肪是非常重要的营养素，不同的搭配法会产生不同的代谢途径。不要怕脂肪，在吃蛋白质的时候，记得一定要搭配脂肪。

第5章 什么是酮体？

如何知道身体已经开始生酮？

很多人执行生酮饮食几个月，但一点效果都没有，最常见的原因就是碳水化合物吃得太多，或蛋白质吃得太多，因此身体根本还没有生酮！

要知道自己身体是否已经开始生酮，最简单、最直接的方法就是检测身体的酮体含量。通常执行正确的生酮饮食之后，大约2～5天，身体就会生酮。此时通过正确的检测方式，可以检测出体内酮体的含量，如果含量达到合理范围，就表示生酮饮食执行得很正确。如果含量不够，表示你的生酮饮食执行得不正确，必须修正。

酮体有哪三种？

你知道吗？酮体的英文是“ketone bodies”，请注意“bodies”是复数，表示酮体不是只有一种物质，而是有三种：β－羟基丁酸（BHB）、乙酰乙酸（AcAc）、丙酮（见图5-1）。这三种酮体的特性、所在位置、检验方式都不一样。很多刚开始执行生酮饮食的人都搞不清楚，到底要验哪一种，在此我详细说明一下。

对于体内酮体的浓度，最精准的确认方式当然是检查血酮，因为血液中的酮体种类主要是 β－羟基丁酸，占全身酮体总量的 80%～90%。

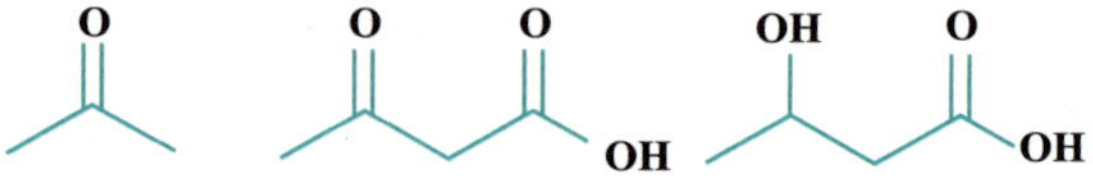

丙酮　　乙酰乙酸　　β－羟基丁酸

图 5-1　体内的三种酮体

然而，最受欢迎、最普及的却是检查尿酮，因为它检查起来最方便，也最便宜。尿中的酮体主要是乙酰乙酸，占全身酮体总量的 10%～20%。尿酮和血酮是不一样的物质，两者之间只是有相关性。建议读者开始进行生酮饮食时，最好尿酮和血酮一起检测，找到相关性之后，再用尿酮作为筛选工具（见图 5-2）。

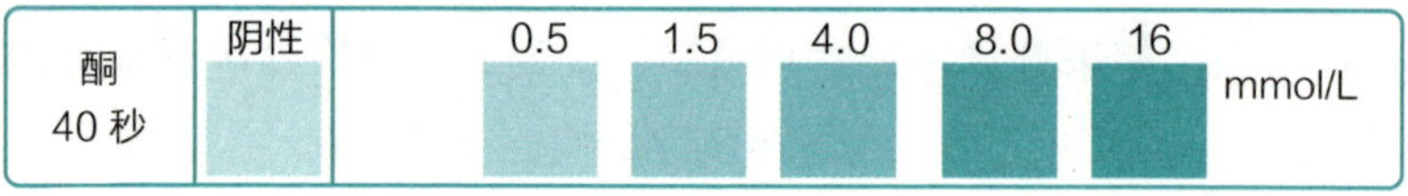

图 5-2　常见尿酮试纸

注：单位是 mmol/L。其他试纸也有用 mg/dL 的。

尿酮检测还有一个问题，就是身体适应酮症之后，尿酮会逐渐消失，因为身体开始能较有效率地利用酮体了，不会有多余的排到尿液中。因为酮体就是热量，身体怎能这么浪费，把热量通过尿液排出？这道理就像一般人尿中不该出现葡萄糖一样，因为葡萄糖也是热量。

所以，生酮一段时间以后，就不能凭尿酮来判断自己生酮与否。我自己大约在生酮 6 周之后，尿酮就降下来，有时几乎为零，有时又会出现，但血酮还是在 0.5～3.0mmol/L。所以尿液中如果检测出酮体，表示身体一定处于生酮状态，但如果没有验出尿酮，也并不代表身体没有生酮。尿酮检测对于初入生酮饮食的人比较适合，尤其是在第一个月内，是便宜、无痛、精准的检测方式，但一个月之后，就不能太相信尿酮检测结果了。生酮一个月之后，尿酮会永久消失吗？其实也未必，有些人在生酮几个月甚至一年之后，尿酮还是存在，这种现象还蛮常见。所以说，一个月之后不要只测尿酮。

另外有一种也很方便的方式，就是检查气酮（呼吸中的酮体），主要成分是丙酮，占酮体总量的 2%（见图 5–3）。人体内的酮体代谢顺序是这样的：β－羟基丁酸代谢成乙酰乙酸，然后乙酰乙酸再代谢成丙酮。虽然丙酮不是 β－羟基丁酸，只是代谢物，但据研究，气酮和血液中的 β－羟基丁酸有显著正相关，也就是说这种检查较可靠，但由于还属新知，目前气酮与血酮的转换标准尚未出炉，但根据我使用 1 个月的心得，我发现了其中的简单的相关性。如果读者有血酮机和气酮机，也可以自己找出相关性。

比较三种酮体的检测

检测酮体的仪器属于小众市场，过去只有极少数糖尿病患者需要检查是否酮酸中毒才会选购，所以和血糖机比起来，相当不普遍。买的人很少，制造商也少，因此售价也比较高（见表 5–1）。最近几年，由于生酮饮食开始流行，陆续有些厂商开始投入生产，但在一般药店、仪器店还是很难买到。

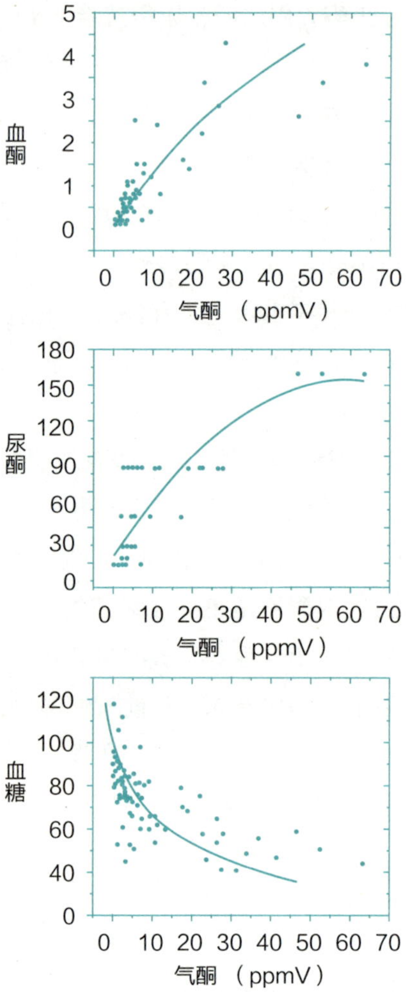

图 5-3　气酮与血酮、尿酮、血糖的相关性

注：从图上可知气酮（呼吸排出的酮体）与血酮、尿酮、血糖的相关性，看得出来气酮也可作为观察血酮的监测工具。

表 5-1　各种酮体检测试仪的比较

	血酮检测	尿酮检测	气酮检测
酮体种类	β－羟基丁酸	乙酰乙酸	丙酮
占酮体总量	80%～90%	10%～20%	2%
费用	机器价格稍高，试纸昂贵	不需机器，试纸便宜	机器价格不一，不需试纸
操作	要采血	取尿即可	呼气 10 秒即可
侵入性	侵入性、刺痛	非侵入性	非侵入性
精准度	高	较低	佳
在代谢上的意义	代表此时血中酮体的浓度	代表身体多余的酮体从尿中排出	代表身体使用酮体的多寡

血酮机的介绍

血酮机是我推荐的首选，几乎可说是生酮饮食执行者必备的工具。有人说，我可不可以凭感觉、靠身体的反应或靠呼出气体的味道，来判断自己是否已生酮？我的答案是不可以，你必须要客观检验。

我遇过太多人执行生酮饮食时，都是在瞎猜，这几乎可以说是在浪费时间。若要做，就要做到位。不到位的生酮饮食只是低糖饮食。没有确认自己生酮的人，没资格说在执行生酮饮食。

有些厂牌的血酮机蛮贴心的，双机一体，也就是既是血糖机，又是血酮机。因为这两种检验的采血方式、测量机制都很类似，只是试纸不同，所以两机一体是非常合理的。由于我强烈建议执行生酮饮食的人一定要验血糖，所以买这种两用型的血酮机挺实用的，只要采一次血，分别用血糖试纸和血酮试纸，就可在一台机器上得到两种数值。我买的就是这种机器，但它的血糖试纸比较贵，所以目前我这一台只拿来测血酮，然后用另一台血糖机来测血糖。

由于血酮试纸的费用一般比血糖试纸贵大约 5 倍，为了省钱，有些人会用血糖检测来预估血酮值，这样开销就会大幅减少。

即使没有糖尿病的人也要验血糖。你会发现生酮后，血糖会降下来。例如，平时晨起的空腹血糖是 100mg/dL，血酮是 0.1mmol/L，执行生酮饮食 1 周之后，空腹血糖降到 80mg/dL，血酮升到 1mmol/L。每天同时检测，并记录这两种数值，你慢慢会发现空腹血糖和血酮之间，会有一个规律，根据这个规律，可以用空腹血糖来推估血酮值，看看是否还生酮状态或已脱酮。

生酮以后，血糖通常都会降下来，不管有没有糖尿病都一样，因为碳水化合物摄取已大幅下降，况且细胞能源也从葡萄糖转为酮体，所以血糖和血酮应当一起验。

不过，我发现在糖尿病患者或糖尿病前期的人身上，这个规律在生酮的前两三个月很不稳定。因为有些人的血糖会莫名其妙在晨起时飙高，或许要等一段时间，胰岛素、肾上腺素、血糖都比较稳定之后，这个规律才会准确。

尿酮试纸的介绍

尿酮检测不需要机器，用试纸就可以了。尿酮试纸很容易买到，由于不是医疗管制用品，网络上也可买得到，所以初入门者基于经济考量或怕扎针，通常会从尿酮检测入手。

但大家要注意，尿酮检测是三种酮体检测中最不准确的。原因有二：第一，水喝过多，会稀释尿液，导致尿中酮体浓度降低，会误判；第二，生酮大概一个月以后，身体会开始进入酮体适应阶段，此时肾脏会逐渐适应，从尿液中排出比较少的酮体（因为酮体很珍贵，不能浪费）。所以，酮体适应之后，乙酰乙酸会转变成 β－羟基丁酸，尿酮检测会变得非常不准，验出来虽没有尿酮，但血酮依旧在 0.5mmol/L 以上。

尿酮试纸会因为产地不同，在售价上有很大的差异。到底各个品牌准确度如何，我目前尚未全面比较，暂时不予评论。

气酮机的介绍

气酮机是所有生酮饮食执行者的梦想，原因有三。第一，这种仪器不需要扎针，只要对它呼气 10 秒，就可取得酮体值。第二，呼气中的酮体（丙酮）和血液中的酮体（β－羟基丁酸），两者相关性还不错，意思是这仪器有一定的准确性。第三，没有耗材，不用买试纸，可以省下不少开销。

唯一的缺点，就是制造这种仪器的厂商非常稀少，价格差异相当大，而且都是国外厂商，目前只能从国外网站上订购。网络上介绍的那一台瑞士 KETONIX 不错，但我还没买。我先买的是 House of Keto Monitor，号称和瑞士制的精准度一样，但我使用的结果是尚可、堪用。有时候我讲完话和刚吃完东西来测，就会从 0.02 降到 0。

经测试几周的结果，我慢慢摸清了这台仪器的个性。检测之前 5 分钟不可讲话，也不可进食。呼气 10 秒钟要一气呵成，不可间断。另外，血酮值在 0.5 至 0.7mmol/L 之间时，气酮测不出来，所以当读数为0时，到底是生酮还是脱酮，就搞不清楚了，要通过血酮检测才能精准判断。这是这一台机器最不方便的地方，希望下一代机器敏感度可以再提高一些。表5-2是我自己找到的规律。

表5-2 气酮值与血酮值之间的关系

气酮值（0.01～0.07为生酮）	血酮值（0.5～3.0为生酮）
0	0～0.7
0.02	0.7
0.03	1.2
0.04	1.7
0.05	2.4

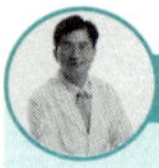

陈博士小讲堂

这些检测仪可靠吗?

现代科技进步，检测仪小巧玲珑，携带方便，但准确吗？不管你买哪一个品牌，我劝你客观比对一下。你可以同一时间、同一个人，用两台血糖机检测一下，看看数据差多少。

试纸方面更要注意，因为试纸总会用完，而每一批试纸的反应误差可能不小。有一次，我订购的第二批血糖试纸来了，比对发现旧试纸测得89mg/dL，新试纸测得103mg/dL，两批试纸都还没过期，有效期还挺接近，那你说我的空腹血糖到底是89mg/dL还是103mg/dL呢?

标准做法是，新机开始使用或每一次换试纸，都要用控制液来测试。所谓的控制液就是你要向试纸公司购买葡萄糖标准溶液，假设你买的控制液的葡萄糖浓度标着 100mg/dL，那么用血糖机和试纸测出来的控制液数值就应该在 100mg/dL 左右。

另一个比较简便的做法就是，一开始去一家可信赖的医疗体检机构，用他们的仪器和你的检测仪，同时测一下你的血糖值多少，两者比对一下。例如，我在医院抽血做血糖检测，报告出来血糖值是 87mg/dL，但同一时间我用血糖机测得的血糖值是 107mg/dL。你说到底是该医院的仪器准，还是我那台血糖机准呢？这个问题很少有人会关心，但非常关键。

我在美国的医学院毕业之后，第一份工作是在西雅图世贸中心的诊所，那是一间小诊所，却有一个迷你的实验室。每隔一阵子，就会收到州政府寄来的各式控制液，来盲测我们的机器准不准。诊所老板永远紧张兮兮的，因为一旦寄回州政府的报告误差太大，实验室就要被强制关闭。美国政府通过这种方式，监控每个病理实验室的准确度。

据我的一位在学术界担任研究助理的台大医技系学弟说，他们所送出的盲测液，回来的数据有 2/3 都不准，很可能许多实验室并不常校正他们的仪器。

仪器要不要校正，那是医院、体检机构、政府的事情，一般消费者无能为力。我们能做的只是交叉比对，找一家可靠的体检机构获取最准确值，然后每次换试纸或换机器时扣除误差。

我常跟患者说，要在同一家体检机构做检查，不要换来换去。你拿不同体检机构做的抽血报告来给我看，我无法诊断。因为不同体检机构之间本来就有误差。例如，病人在 A 机构测得前列腺特异性抗原（PSA）是 7，三个月后到 B 机构测得的是 9，那我怎么知道是病情恶化，还是两家体检机构之间的误差所致？

不想每天扎针，有没有替代血酮检验的方法？

为了正确执行生酮饮食，刚开始一定要每天勤验血酮，让自己知道，吃什么食物比例会得到多少血酮值。但是，血酮试纸不便宜，而且每次都要扎针，很多人怕痛。既然又贵又痛，有没有简便的替代方法呢？答案是有的，有下列三种方法。

第一，你可以买尿酮试纸，每天检测血酮时，同时检测尿酮。虽然说尿酮不那么准，但当你连续两周同时测试它们之后，就会发现它们之间的规律。两周后，就不用每天扎针了，只要取一点点尿液，40 秒钟，看试纸颜色变化，你就能大概知道血酮值范围是否大于 0.5mmol/L，这样就可以用尿酮来确定自己是否生酮。但身体生酮一段时间后，会慢慢适应，血酮持续，但尿酮会下降。所以过一阵子后，尿酮试纸测得值会降到 0，这时就不能依赖尿酮试纸了。可以用其他替代方法，不过到那时，你大概也已经清楚怎么吃才能维持生酮了。

第二，你可以买一台气酮机，每天检测一到几次血酮，同时也要呼气检查气酮。连续同时测试两周后，就不用每天扎针了。之后再测，只要呼气 10 秒，就可以知道血酮大约数值，这不是很棒吗？我自己最喜欢这个方法，又准确又方便，尤其在生酮适应后，已经完全验不出尿酮，若不想扎针，测气酮是最好的替代方式。

第三，你可以买一台血糖机，虽然血糖机绝大部分还是要靠扎针采血，但目前已有连续血糖机使用微针或光线测得血糖值。同样的道理，你用它和血酮机一起同时测试，两周后，大概就可以知道血酮和血糖之间的规律，非糖尿病患者的人在没有大幅改变饮食比例或分量的情况之下，也可以用非侵入性血糖机来作为替代血酮检测的方法。

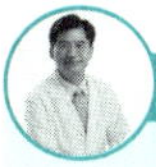

陈博士小讲堂

我的生酮检测顺序

刚开始两周，我当然是血酮、尿酮、血糖三种方式都乖乖地检测。渐渐看出规律后，我就有了自己的检测优先级。

在还没买到气酮机的时候，我通常都先测尿酮，因为不必扎针，试纸也较便宜。如果尿酮在 0～0.5mmol/L，我会估计自己没有生酮，也就不会去扎针测血酮，因为这时的血酮通常都在 0.5mmol/L 以下，也就是身体不在生酮状态。

如果尿酮在 1.5～4mmol/L，我可能会测血酮（注意，是可能），因为这时血酮值可能在 0.5mmol/L 之上，也可能在之下（也就是说身体可能生酮，也可能没生酮）。这一点很奇怪，身体都已经产生尿酮了，但血酮值还没升上来？我的推测是，可能刚才血酮上升，但现在下降了，而刚才几个小时内累积在膀胱里的尿酮，现在才被测到。也就是说，血酮是实时的，是测此刻血中酮体（β－羟基丁酸）的浓度。而尿酮会延迟出现，检测的是两次排尿之间，身体所分泌的酮体（乙酰乙酸）累积了多少。由于测的是不同的酮体，两者之间会不会有误差，还要进一步研究。

如果尿酮在 8～16mmol/L，我可能不会测血酮了，因为这时血酮应该都产生了，数值也通常在 1～3mmol/L。所以，尿酮还是有它的价值的，只是要知道怎么用，不要误判。身体适应生酮一段时间（通常是一个月）后，尿酮会渐渐消失，但这时身体还是在生酮，这时用尿酮来监测就不准了。

所以，我的规律是这样的：

尿酮 0～0.5mmol/L →判定没生酮，可以不测血酮

1.5～4mmol/L →不确定有无生酮，可以测血酮看看

8～16mmol/L →确定生酮了，可以不测血酮

确定身体持续生酮 1 个月之后，尿酮就渐渐失去检测意义了，因为测出来会太低，所以只能测血酮或气酮来判定。

至于血糖检测，有人会利用血糖和血酮之间的相关性，以血糖检测取代血酮检测。这一点在我身上不太准，因为这要求我的生活一成不变，饮食、工作、睡眠、运动等每天完全一致，否则血糖会受其他因素的影响。例如晚上睡不好，隔天早上空腹血糖就会高，这样就会误判身体没有生酮。

讲到血糖检测，我倒是铆起劲来常常测，因为我的糖尿病基因很强，父亲这边长辈每一位都有糖尿病，因此我想多了解一下我的身体对于各种进食或食后状态的反应（空腹、饭后 30 分钟、饭后 60 分钟、饭后 120 分钟），以及在有氧运动、肌肉训练、睡眠不够、身体不适等各种情况之下，身体血糖有怎样的变化。我发现血糖值真是千变万化，很多因素都会影响它。但身体一旦生酮之后，血糖值就相当平稳，例如餐前和餐后，我的血糖值变化不会超过 10mg/dL，这是高糖饮食时，做梦都达不到的状态！可见生酮饮食或低糖饮食非常适合有糖尿病基因的人。

什么时间测酮体最好？

既然执行生酮饮食时一定要每天测酮体，那么一天只测一次

的话，要挑什么时间呢？网络上很多人分享，都说他们早上测血酮。我个人也认为一大早，在餐前测血酮、尿酮或气酮，以及血糖是最好的时刻，原因有三：

第一，不易忘记。每天固定晨起测酮体，就会变成例行公事。

第二，比较客观。由于每天酮体和血糖会因为饮食内容、活动量，甚至压力有差异而在 24 小时中有所起伏，所以每天固定时间测酮体和血糖，数值会比较一致。

第三，数值最低。通常早上起床时，血酮、血糖都是最低的。为什么呢？因为你过去 8 个小时都在睡觉，身体没有燃烧太多脂肪，所以酮体产生不多。随着白天的体力、脑力活动增加，血酮的浓度会越来越高。如果你想了解血酮在一天中的起伏，可以早上量一次，傍晚量一次，这就是你一天当中血酮的最低和最高浓度。如果早上测到的血酮在 0.5mmol/L 以上，假设饮食正确，一整天应该都处在生酮状态。

至于血糖呢？理论上，血糖浓度因为一个晚上未进食，全身器官大多处于休息状态，不需要太多血糖，所以晨起空腹血糖应该处在最低的状态，但在临床上我们发现，很多人晨起空腹血糖比入睡前还高，这是怎么一回事呢？

为什么有些人早上起床的空腹血糖比较高？

晨起空腹血糖应该是一天当中最低的，但我们常常发现有些人（不管是糖尿病患者还是没生病的人），有些时候早上起床时的空腹血糖比睡前还高，这是怎么回事？我发现连我自己也一样，如果晚上没睡好，或是做了噩梦，早上醒来的血糖就会比较高，难道这就是糖尿病的前兆吗？

我的父亲从1980年就被诊断糖尿病，40多年来，他常常出现晨起空腹血糖很高的情况，反而吃了早餐会下降，问了很多医院的糖尿病专科医师，都得不到解答。

而我从中学开始，就在关注糖尿病相关信息。这些年来，我归纳出一个现象，晚上睡得比较好，早上的空腹血糖就比较正常，反之，睡得越差，晨起血糖就越高。这可能是因为我在半夜浅眠多梦，身体需要葡萄糖来应付额外的热量需求，因而促使肝脏把肝糖拿出来，分解成葡萄糖所致。

自从我生酮以后，睡眠质量大幅改善，常常一觉睡到天亮，我就发现，以前半夜睡不好，凌晨两、三点会醒来，或是做噩梦，都很有可能是因为血糖太低所致。身体为了避免血糖过低，产生休克危险，就会代偿性产生大量血糖，这就造成晨起血糖较高的现象。

由上述现象看起来，睡不好与低血糖，两者其实互为因果。以上是我个人多年的观察、分析与推测。其实，在医学中，早已有黎明现象和苏木杰现象，这两种现象解释了为何晨起血糖比睡前要高，但两者的造成原因不太一样。

黎明现象是大部分人都会有的。由于睡梦中没有进食，为了避免血糖太低，身体会在凌晨2点至清晨8点分泌生长激素、肾上腺皮质醇、去甲肾上腺素、升糖激素，目的是在起床前慢慢升高血糖，让晨起时有体力展开一天的生活。

这个现象发生在所有的人身上，晨起血糖比睡前升高5～25mg/dL，但糖尿病患者由于胰腺太累了，无法分泌足够的胰岛素压低血糖，因此无法抗衡其他激素的升糖作用，所以晨起血糖会大幅飙升，例如可能升高 40mg/dL 以上或更多。正常人晨起之后，血糖就会开始下降，但有些人的血糖会持续升高，直到吃了早餐之后才会停。

至于苏木杰现象，通常发生在糖尿病患者身上，这是因为其睡前注射过量胰岛素或口服降血糖药物药效太强，而导致半夜产生低血糖，身体为了解除低血糖的危险（血糖太低会休克、死亡），所以就代偿性地分泌大量升糖激素和肾上腺素，刺激肝脏分解肝糖，转换成葡萄糖释放到血中，所以早上起来血糖就很高。半夜血糖过低是很不舒服的事，通常患者会有盗汗、心悸、噩梦等紧张恐慌的感觉。这些都是黎明现象一般不会有的感觉。

所以，两者相当类似，但前者发生于所有的人，没有危险性。后者则比较有危险性，必须调整药物剂量（见表 5–3 和图 5–4）。区别两者最简单的方法就是凌晨 3 点测血糖，如果正常或过高，则是黎明现象，如果过低，就是苏木杰现象。注意，黎明现象不只发生在一般人身上，也发生在糖尿病患者身上，所以，如果你晨起空腹血糖值比睡前高 25mg/dL 以上，那就代表你已经进入胰岛素抵抗的状态，换句话说，你已经进入糖尿病前期或会被诊断出糖尿病了。如果凌晨 3 点你的血糖比睡前还低，那就表示你前晚的碳水化合物实在吃太多，或是你的胰岛素剂量注射得太多，必须减量。

不管是黎明现象还是苏木杰现象，身体生酮之后，这些现象都会渐渐减少，甚至完全消失，因为身体不再以葡萄糖为唯一能源。

表 5-3　黎明现象和苏木杰现象

	黎明现象	苏木杰现象
学说提出的年份	1981	1922
哪些人会发生	所有人，包括糖尿病人	糖尿病患者注射胰岛素太多
发生时间	清晨	任何时间，包括清晨
凌晨 3 点血糖值	正常和过高	过低
危险性	低	高

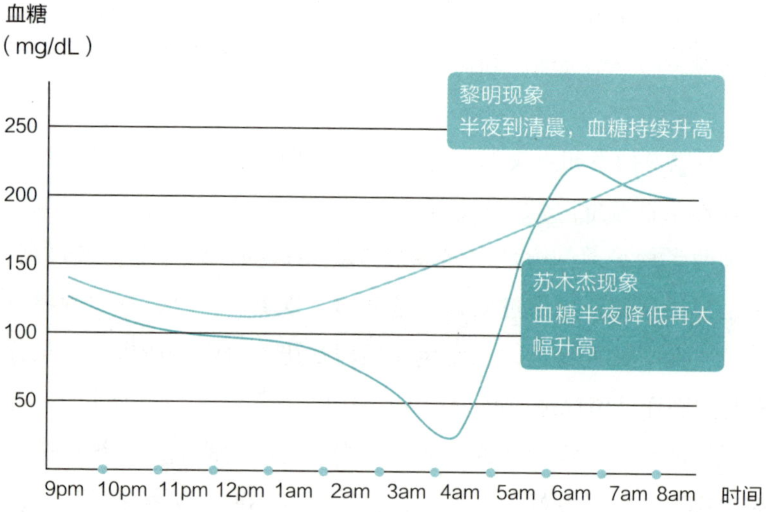

图 5-4　黎明现象和苏木杰现象的血糖曲线图

如何知道自己有无胰岛素抵抗?

第一：有腰腹脂肪，腰臀比女性 > 0.8，男性 > 0.9。

第二：黎明现象 > 25mg/dL。若有苏木杰现象应则表示胰岛素抵抗很严重，或胰腺已丧失功能。

第三：葡萄糖钳夹技术（glucose clamp study），虽然最精准，但因为过于复杂，就不赘述。

第四：**HOMA-IR 指数 > 1.4**。（两种单位的计算公式如下。）

HOMA-IR 指数 =

空腹胰岛素（mU/mL）× 空腹血糖（mg/dL）÷ 405

HOMA-IR 指数 =

空腹胰岛素（μU/mL）× 空腹血糖（mmol/L）÷ 22.5

人体为什么可以使用葡萄糖、酮体这两种热量来源？

这就是大自然的智慧了！在食物丰富的时候，人类是以淀粉和蛋白质作为能量来源（例如米饭、面食、蔬果和肉类），这时人体细胞是燃烧葡萄糖。但在闹饥荒或战乱的时候，没东西吃怎么办？在人类历史上，吃不饱、穿不暖的日子其实很常见，遇到这种被迫断食的时候，没东西可以吃，我们只能消化体内的库存养分。这时，肝脏里的肝糖可以转换成葡萄糖来用，但只够燃烧 24 小时，如果把肌肉里面的肝糖也算进去，全身的肝糖顶多只能撑 2～5 天就燃烧完毕。那接下来，人要怎么活？如果这样饿两三天就死掉的话，人类这种动物未免也太逊了吧！

事实上，人跟其他动物一样，是很耐饿的。肝糖燃烧完毕之后，我们开始燃烧脂肪。肝脏会把脂肪酸分解成葡萄糖，也可以把它分解成酮体，人体细胞不但可以使用酮体当作能量，而且酮体是一种很干净的能量来源。细胞以葡萄糖为燃料时，会产生很多废物（最令人诟病的就是破坏力强的自由基），但以酮体为燃料时，只会产生二氧化碳和水，不会产生废物，而且很有效率（见表 5-4）。

表 5-4　人体两种热量来源的比较

能量来源	碳水化合物（葡萄糖）	脂肪（酮体）
饱腹感	几小时后很容易肚子饿	易有饱腹感，肚子不易饿
热量密度	每克 4 大卡	每克 9 大卡
体能运动	高强度运动表现较佳，这也是训练前鼓励运动员吃淀粉的原因，因为葡萄糖产生三磷酸腺苷（ATP）	耐力型运动较佳，因为使用 β－氧化
情绪状态	起伏明显：餐前焦躁，餐后慵懒	β－羟基丁酸会产生更多氧气，所以更多愉悦感
大脑表现	较易诱发一些精神疾病	下丘脑细胞的线粒体表现更好，所以在记忆力和注意力方面更优

这就好像油电混合车既可以燃烧汽油，也可使用电力。前者会造成空气污染，后者则非常干净。我们每个人，就好比一辆油电混合车有两种动力来源，但大部分现代人一辈子只知道燃烧汽油，而不懂得使用另一种更干净的能源。

这大概是上天赐给人类的一个额外礼物，让我们在产生酮体的时候，细胞活动更有效率。表现在大脑方面就是头脑变得更清晰，让我们可以想办法去找食物；表现在全身的机能方面就是生理运作更有效率，不必要的发炎反应会消退，而且如果酮体足够的话，体力会比平时更好（这就是生酮饮食的人耐力会很好的原因）。

简单来说，生酮是人类在断食时确保能存活的一项本能，也是原始人在狩猎时代，没有大量淀粉食物而以高脂肪为主食时，或在没有食物时，能够确保头脑清晰、体力充沛最重要的生理机制。

为什么生酮饮食是比断食更好的方式？

人体的葡萄糖来源被断绝之后，细胞开始启动以酮体作为燃料。这种切换发生在两种情况之下：第一，断食的时候，人体被迫切换，把身上的肥肉转换成酮体；第二，生酮饮食的时候，我们刻意降低淀粉摄取到5%，而把脂肪摄取提高到70%，这时，体内的葡萄糖远远不够用，身体被迫把饮食中的脂肪转换成酮体来使用。

请注意两者的差别：断食时，身体燃烧身上的肥肉；生酮饮食时，不只燃烧身上的肥肉，食物中有充足的脂肪可供燃烧。虽然两种情况都可生酮，但执行生酮饮食时体力会远优于断食，事实上也优于以葡萄糖为热量来源的时候。

所以，生酮饮食和断食虽然都可以启动身体生酮，但生酮饮食比断食容易执行多了，执行者体力也更好，可以上班工作，日常生活不受影响，更可以继续享受美食，同时又可减肥。真是好处多多，又方便执行，难怪生酮饮食近年来这么受欢迎。

为什么我不鼓励经常做清水断食？

清水断食可以启动身体生酮，燃烧身上过多脂肪，因此排出脂溶性毒素、消退发炎反应、让胃肠道休息、促进肝脏排毒等。断食的好处多多，我从30岁到50岁，就做过清水断食24次。很多人问我是不是要定期断食，我的答案是不一定。我不鼓励没事就断食，而是要在身体有需要时，例如身体毒素太多、过敏症状严重、肠胃功能衰退时。

我不鼓励的最主要原因，就是清水断食最初的 24 小时内，身体会燃烧肝糖，然后 48～72 小时内很可能燃烧一些肌肉里的氨基酸，3 天之后才会大量燃烧脂肪。所以，常常做清水断食的话，肌肉会流失。

以上的机制比较复杂，但很重要，容我仔细解释一下。肝脏里的肝糖最多只够燃烧 24 小时，但是身体有些地方还是需要燃烧葡萄糖，例如大脑和红细胞。因此，身体就把血液和肥肉中甘油三酯里的甘油拿出来，也把肌肉里的氨基酸拿出来，转换成葡萄糖，即糖异生。

到了断食第 48～72 小时，身体会慢慢知道，从肌肉中拿取氨基酸转成葡萄糖是一件非常浪费且危险的行为，因此开始启动真正的生酮反应，肝脏于是开始把脂肪分解成酮体，当作燃料使用。这就是为什么清水断食后女性大约 48 小时、男性大约 72 小时后，血酮会升高。

断食 72 小时之后，全身细胞主要就是燃烧酮体，只要身上脂肪够，身体就会一直生酮下去。

虽说身体在第三天开始，会尽量减少燃烧蛋白质作为热量来源，但实验证明断食第一周每天所流失的瘦肉组织高达 0.34 千克，甚至在第 28 天之后，每天流失 0.11 千克。

人在 30 岁以后，肌肉每年流失 1%；50 岁以后，每年流失 3%。所以，从积极方面讲，我们要常常做肌肉训练，把流失的肌肉长回来；从消极方面讲，要尽量保留肌肉量，没事不要随便做清水断食，以防肌肉加速流失。简单来说，断食后如果发现肌肉变小，要尽可能做足够的肌肉训练，让肌肉长回来。

以上所说的，是为期 1 天以上的清水断食，不包括最近几年大为流行的间歇性断食，因为间歇性断食通常不会超过 24 小时，因此不会用掉肌肉里面的氨基酸，而且此时生长激素会分泌，有保护肌肉免于被分解的效果。虽然最近在 YouTube 很受欢迎的埃里克·伯格（Eric Berg）博士提到，断食 40 小时以内都不会分解肌肉。但我们保守一点，还是控制间歇性断食在 24 小时内比较好。

酮体有很多神奇的效用

专门研究肌动学的沃莱克教授说：查遍近年来众多科学研究，我们几乎找不到酮体的缺点。而事实上，酮体的神奇效用真是令人惊讶，越挖越多，例如在细胞生理层面，它可以抑制线粒体产生自由基、强化大脑皮质神经元的线粒体呼吸效率、保护海马回神经元免受自由基伤害、减少脑中自由基、减少缺血造成的大脑损伤、减少活性氧的产生，不会而非增加抗氧化剂谷胱肽。

主流医学对于酮体一直有一个误解，以为酮体是个坏东西，甚至有的学校的膳食营养学课程的课本中把“ketosis”翻译成酮中毒，其实正确翻译应该是营养性酮症或酮态才对。适量的酮体对身体是大有益处的，也不会中毒。

当身体的血酮在 0.5～3mmol/L 的时候，会产生很多神奇的效用。本书出版时，我已经生酮 5 个月，深深体会到了它的好处，我跟亲朋好友说：一点都不想回去。因为如果回到一般饮食，我的酮体就会消失，大约掉到 0.1mmol/L；如果回到低糖饮食，最高也只能到 0.4mmol/L 左右（见图 5–5）。缺乏酮体保护，身体容易发炎、老化，体能和脑力也会比较差。

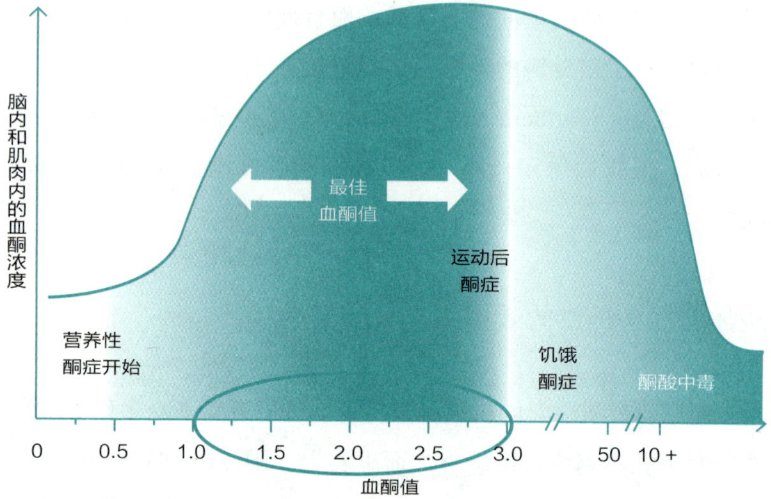

图 5–5　血酮值多少最理想

酮体太高有没有危险呢？答案是有的，酮体在酗酒的人和无法分泌胰岛素的糖尿病末期患者身上，可能会失控，因而造成酮酸中毒的紧急状况。但一般人别担心，在胰岛素正常分泌的情况下，胰岛素会控制血酮不至于冲过 10mmol/L。

假如用降雨来比喻血酮值，就非常贴切（见表 5–5）。0.1mmol/L 就像仅仅下了几滴雨，有下跟没下差不多，对农作物没什么帮助。3mmol/L 就像下了一场绵绵细雨，可以滋润大地，也可滋养农作物。但若是 25mmol/L 的话，就像倾盆大雨，可能会造成洪水泛滥、泥石流，对大地造成灾害。

表 5-5　用降雨量比喻生酮状态

血酮值（mmol/L）	状态	饮食	用降雨量来比喻
<0.1	正常	高糖饮食＋饱腹时	干旱
0.1～0.3	轻微酮症	高糖饮食＋间歇性断食或低糖饮食	几滴小雨
0.5～3.0	营养型酮症	生酮饮食或清水断食 48 小时后	绵绵细雨
1～5	运动后酮症	生酮饮食＋运动后	正常降雨
5～7	饥饿酮症	清水断食数周后	正常降雨
15～25	酮酸中毒	胰岛素缺乏	暴雨→洪水→泥石流

酮体可以抗氧化、抗发炎

酮体可以降低氧化压力，具有类似抗氧化剂的效果，这种抗氧化剂不用花钱买，人体肝脏会制造。你只要执行低糖高脂饮食，身体就会生酮，产生高质量的抗氧化剂。

这一点我有亲身体会。我本来以为，人进入生酮以后，由于蔬果吃得比以前少、油脂吃得多，所以应该比平常多补充一些维生素 C。结果我发现有没有多补充维生素 C 其实没什么差别。甚至偶尔我忘了补充，好像身体也没影响，不像以前，稍微有些操劳就会不小心出现发炎、过敏、牙龈出血、眼白出血等维生素 C 缺乏的症状。

感觉上，我的身体比以前更耐用、更稳定，甚至几乎前几年我睡眠不足和吃太多淀粉时，会有明显脑雾的问题也不再出现。整个大脑和身体就好像受着一层金钟罩保护。后来我看到一些论文，才百分百确定，这都是酮体的效应。

酮体可以抗老化、延长寿命

早在1935年，康奈尔大学生物化学、营养学暨老年病学教授克莱夫·麦凯（Clive McCay）等人就发现，限制老鼠每天的热量摄取在正常值的30%～50%，老鼠的寿命可以从平均500天延长到820天。限制每天热量摄取可以延长寿命，这种现象经过几十年的研究，从酵母菌、线虫、果蝇、老鼠到灵长类动物，已经在不同物种中得到百分百观测到，却没有一个可被广泛接受的理论来解释这种现象。最近几年，更多的动物实验也证实酮症可延长寿命27%。究竟限制热量摄取和生酮饮食两者之间，有什么关联呢？

限制热量摄取通常会刺激肝脏把脂肪酸转换成酮体，很可能就是酮体扮演了抗老化的角色。2017年，生酮专家理查德·维奇（Richard Veech）博士等人用D-β-羟基丁酸喂食线虫，证实可以成功延长寿命，而用L-β-羟基丁酸却没有这个效果。D-β-羟基丁酸是人体在生酮时所产生的酮体，而L-β-羟基丁酸却是人工合成出来的镜像异构物（结构相似，但左右相反），差别就在于D或L。这个实验我个人认为相当重要，表示酮体不管是经由清水断食、限制热量摄取还是生酮饮食产生，这种天然产生的D形式酮体对抗氧化和抗老化有很好的作用。

什么是老化？从生理学上看，就是血糖升高、血管变窄、癌细胞变多、皮肤老化、肌肉流失、肌力减退、记忆力和认知能力下降、男性性功能减退。而实验已证实酮体可减缓癌症发生率、降低血糖、减缓胰岛素抗性、避免肌力减退，从作用来看，酮体的确可以抗老化。

为什么酮体有抗老化的效果呢？有个常识大家要先具备：身上每个细胞的能量都源自细胞中的线粒体，里面就像锅炉不断燃烧产生动力给火车头一样，火车才会行驶。

人类细胞可以有两种能源：葡萄糖、酮体。当线粒体使用酮体为燃料时，就不会使用葡萄糖作为燃料，因此减少活性氧（自由基的一种）产生（见图 5-6）。这也是本书前面一再强调的：葡萄糖是肮脏能源，就像古老火车头靠锅炉烧黑煤，烧出一堆黑烟，一路长烟，污染环境。但酮体是干净能源，不会产生活性氧，代谢物只有二氧化碳和水。就像高铁靠的是电力，清洁、安静、快速，对环境不会造成污染。另外，再讲一个额外的好处，对每单位氧气而言，酮体燃烧会比葡萄糖燃烧产生更多热量，所以它也是更有效率的能源。

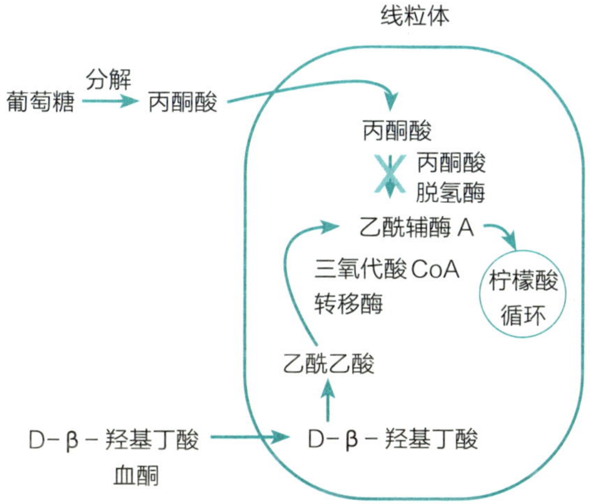

注：线粒体若使用酮体燃烧，就会阻断（如图中的“X”符号所示）葡萄糖作为燃料。葡萄糖燃烧会产生很多自由基，使用酮体则会降低此现象，保护细胞不受伤害。

图 5-6　酮体替代葡萄糖的示意图

葡萄糖燃烧所产生的活性氧（自由基）会破坏DNA、细胞膜，会使端粒缩短，导致慢性病产生与加速老化。反之，若使用干净能源，例如酮体，就可避免或延缓这些问题发生。酮体抗老化还有其他机制，例如减少胰岛素信号途径、通过FOXO蛋白质启动数百个基因，促进抗氧化酶的合成，例如超氧化物歧化酶2（SOD2）、过氧化氢酶、谷胱甘肽过氧化物酶等。

大脑最喜欢酮体了！

大脑的重量只占全身2%，但它所用掉的热量却占全身所用热量的20%，所以大脑是很耗能的。你看老虎捕捉猎物，都是在饥饿时，这时它的头脑是最敏锐、视力是最锐利的。你看过《探索》频道，非洲土著怎么捕捉猎物？要全神贯注、动作敏捷。原始人在饥饿时，头脑要更灵敏，才能找到食物活下去。既然大脑这么耗能，那在饥饿时，怎样才可以让头脑运作得更好？酮体这种东西就应运而生，它的能量效率比葡萄糖还高，进入脑细胞非常迅速，而且代谢非常干净，是一种完美的能源，大脑非常喜欢酮体。

所以，凡是跟大脑相关的问题，从癫痫、图雷特综合征、注意缺陷多动障碍、脑雾、阿尔茨海默病、脑癌，甚至精神疾病，酮体都能帮得上忙！它可以让大脑获得该有的能量，也可以启动修复机制。

第6章

酮症与酮酸中毒一样吗？

什么是酮症和酮酸中毒？

酮症是血液中出现酮体，通常在断食、低糖饮食、生酮饮食或喝太多酒的时候，身体燃烧脂肪，酮体就会出现在血液中或尿液中，但又没高到使血液产生酸性。这是属于正常的生理反应，不必太紧张，有时还会有益身心。

酮酸中毒又称为糖尿病酮酸中毒（DKA），顾名思义，是 1 型糖尿病或 2 型糖尿病末期失控时才会发生的一种血中酮体和血糖同时很高的危险状态。通常发生在胰岛素分泌严重不足的患者身上，当血糖大于 240mg/dL、血酮大于 15mmol/L 时，就是酮酸中毒的状态。由于血中酮体 80%～90% 是 β－羟基丁酸，浓度升太高会导致血液酸碱度下降，这时内脏会失去功能，尤其是肝肾。所以，酮酸中毒进展相当快速，患者在 24 小时内可能有生命危险，必须立即送医（见表 6–1）。

为什么会酮酸中毒？

1 型糖尿病患者、2 型糖尿病末期患者，会容易发生酮酸中毒，一般人不会。这是为什么呢？因为酮酸中毒的先决条件是胰岛素分泌严重不足，而正常人是不会有这个问题的。

表 6-1　辨识酮症和酮酸中毒的方法

	酮症	酮酸中毒
谁会发生	正常人	胰岛素严重不足的 1 型糖尿病或 2 型糖尿病末期
如何诱发	断食 生酮饮食	该注射而未注射胰岛素、或注射胰岛素剂量不足、跳过一餐不吃、热量摄取不足，有些疾病或感染药物干扰身体对胰岛素的敏感度，例如肺炎和泌尿道感染，诱发酮酸中毒
血酮值	<6（mmol/L）	15～25（mmol/L）
身体气味	尿液和唾液中有不好闻的水果味	尿液和唾液中有不好闻的水果味
其他症状	精神很好、体力充沛	极度口渴、频尿、脱水、恶心、呕吐、胃痛、疲倦、气短、神志不清
治疗	不需要	马上就医

一般人吃淀粉食物或喝下含糖饮料后，血糖增加，这时胰岛素就会增加分泌，把血糖从血管送进细胞。前述这两种患者因为胰岛素分泌严重不足，血糖突然增加不会进入细胞（血糖滞留在血管中，就形成了高血糖状态，也就是俗称的糖尿病失控）。从细胞的角度来看，细胞内没有热量来源，这样是不行的。那怎么办？这时身体就被迫启动另一种能量来源：酮体。

因此，这时肝脏就会分解脂肪，产生酮体，让细胞使用酮体当作能量来源。由于这种胰岛素缺乏导致的病态式生酮反应，血中酮体数值会很高，通常达到 15～25mmol/L。刚才说过，血中酮

体大部分是 β－羟基丁酸，突然间浓度升高，血液酸碱值骤降，就会造成身体危急状态，必须马上送急诊。

而一般胰岛素正常的人执行生酮饮食时，血中酮体浓度在 0.5～3mmol/L，最多不会超过 5mmol/L，对于血液的酸碱值影响不大，所以对身体没有害处，反而有不少好处。

所以，怎么判断你的生酮是生理性还是病理性的呢？或者说你现在是处于酮症还是酮酸中毒呢？最科学的方式就是验血酮。

有胰岛素在，酮体就不会乱飙

胰岛素还有一个重要的功能就是抑制酮体产生，也就是说正常人的胰岛素适度分泌，酮体数值就不会飙太高，通常会控制在 6mmol/L 以下。所以酮酸中毒只发生在不分泌胰岛素的人身上，酮体数值会飙到让血液产生酸中毒的状态。

反对生酮饮食和低糖饮食的专家常警告，不吃淀粉，小心酮酸中毒，这是真的吗？其实这就好比警告你，坐在客厅沙发上看电视，小心飞机会冲进来一样。有没有这概率？可能有，但极低。

一般人的胰岛素在还没有丧失功能的情况之下，酮体不会飙到 15～25mmol/L，因为胰岛素会保护你。也就是说，胰岛素正常分泌的人不会产生酮酸中毒。

对于 1 型糖尿病或 2 型糖尿病末期的患者，如果胰岛素已经不分泌了，贸然执行生酮饮食的确有酮酸中毒的风险。但这不表示糖尿病人不适合生酮饮食，反而是糖尿病的前期、初期和中期，通过正确的生酮饮食可以出乎意料地快速控制血糖，甚至逆转糖尿病。我在美国的诊所，用低糖饮食、肌肉训练，加上一些修复胰腺的天然草药萃取配方，治好了很多糖尿病患者。

糖尿病患者执行生酮饮食，是一刀两刃。为了避免酮酸中毒，建议密集监控血糖与血酮，血糖不得超过240mg/dL，血酮不得超过6mmol/L，或由深谙生酮饮食的合格医生进行全程监控。一旦身体产生酮酸中毒症状，就立刻送急诊。

一般人完全没有酮酸中毒的风险吗？

答案是不一定。在美国，有些糖尿病患者第一次发现自己有糖尿病是在出现酮酸中毒症状时。一项研究发现，因为酮酸中毒住院的病人中，27%是首次被诊断出糖尿病。所以有些糖尿病患者不知道自己有糖尿病，以为自己是正常人，这些人如果贸然尝试生酮饮食，的确是有酮酸中毒的风险。

的确有极少数人在没有糖尿病的情况之下，执行生酮饮食而产生酮酸中毒，可能是不明原因导致。读者若真的担心自己会成为这个万分之一的特殊案例，那就在执行生酮饮食时，注意自己是否有表6–1中酮酸中毒的症状，并随时监测血酮值，不要让它超过6mmol/L即可预防（见表6–2）。另外，还有一些特殊情况也会产生酮酸中毒，例如重度酗酒导致酒精中毒时，或长期饥饿脱水并强迫体力劳动，也有可能因脂肪突然燃烧过多，而产生酮酸中毒。

表6–2　酮酸中毒风险

血酮值（mmol/L）	<6	6～15	>15
酮酸中毒的风险	低	中	高

如果有酮酸中毒的迹象，该如何处置？

糖尿病患者如果有类似酮酸中毒症状、感冒、感染，或血糖高于 240mg/dL 时，建议患者每 4～6 小时验一下血酮或尿酮，若持续升高则建议就诊。

到了医院，医生会做体检，验尿酮或血酮，验血液电解质、葡萄糖、酸碱度，然后注射胰岛素并补水，就可逆转酮酸中毒。

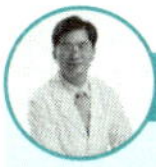

陈博士小讲堂

医护人员与营养师需要生酮饮食再教育

2018年3月15日新闻报道一件生酮饮食导致住院的案例：

南投县六旬庄姓妇人长期患有糖尿病，但因女儿靠着自以为的生酮饮食成功减肥，在女儿鼓励下跟进减重，果真瘦了 3 千克，未料近期却出现肌肉酸痛、血尿等症状，去医院复诊才知道是生酮饮食惹祸，甚至诱发肾结石。

我看了新闻，发现有几点需要说明，以免大家被误导。我要声明并再次强调，生酮饮食不适用于 2 型糖尿病末期，以及病情恶化的患者，也就是当身体无法分泌胰岛素时，不可执行生酮饮食；当然也不适合严重肾脏病患者。

所以，新闻中的妇人根本就不该贸然进行生酮饮食，除非在医师严格监控之下。在这篇新闻中，有几个疑点：

1. 糖尿病患者执行生酮饮食而住院，第一件事情就是要验血酮，因为酮酸中毒是医师首先要排除的病理状态。为什么新闻中都没提到血酮，只提尿酸？如果血酮很低（<0.5mmol/L），那表

示妇人根本没有做对生酮饮食。如果很高，那就表示她不再分泌胰岛素，所以导致酮酸中毒。

2. 新闻中一再提到生酮饮食是高蛋白质，其实这是非常的谬误。我一再强调，生酮饮食禁止高蛋白！蛋白质最多只能占总热量来源的 25%，如果蛋白质太多，就可能转变成葡萄糖，身体就无法生酮。所以生酮饮食不能吃太多肉，要刚刚好，约占 15%～25%热量来源。这样吃的另一个好处就是不会增加肾脏负担，因为身体热量来源就来自酮体，而不是通过蛋白质转换!

3. 新闻中提到该妇人以肉和蔬菜为主食，但这不是生酮饮食啊！生酮饮食是以脂肪为主食，通常占热量 70%！该妇人执行的应该算是原始人饮食法，这种饮食属于低糖饮食，也可以瘦身，适合每天健身锻炼的健康人，因为这些人才需要大量蛋白质摄取。也因为正常人身体健康，才可以代谢这么多蛋白质。该妇人并非每天上健身房的年轻人，所以不应该这么吃。

我从这篇新闻得到一个心得：医护人员和营养师必须接受生酮饮食正式教育，以免误诊、误治。另外，我要呼吁大家不要一窝蜂去追捧生酮饮食，也不要因噎废食。生酮饮食很好，但不是每个人都需要。生酮饮食有人不适合，但不表示生酮饮食不好。

30 年前我在学针灸时，报纸、电视常常会报道，谁谁谁又因为针灸而气胸送急诊，所以新闻上都大肆批判针灸很危险。而事实上，针灸非常安全，如果针灸人员受过正确的医疗训练，有正式执照，根本就不会出问题。

同样道理，生酮饮食相当安全，但前提是要正确执行，所以需要更多这方面的专家来教育大众，而非误导或惊吓大家。

第7章

为什么胰岛素越高，腰腹越胖?

胰岛素在生酮饮食中扮演什么角色?

胰岛素除了负责把葡萄糖从血管送进细胞，还有一个很多人不晓得的功能，那就是把脂肪酸送进脂肪细胞，并且让脂肪酸乖乖地留在脂肪细胞里面，不准脂肪细胞燃烧脂肪。所以，胰岛素越高，脂肪细胞就有越多脂肪，人就越胖！这就是为什么低糖饮食的减肥效果远优于高糖低脂饮食，因为高糖低脂会产生高胰岛素，这根本就是在增肥。只有低糖饮食才会降低胰岛素，胰岛素一低，减肥就轻而易举了。

当过多的葡萄糖在肝脏里面被转换成脂肪酸，脂肪酸被 VLDL 带出肝脏送去各个器官，注意，VLDL 就是极低密度胆固醇脂蛋白，俗称坏胆固醇，容易引起动脉硬化等血管病变。所以，这是吃太多碳水化合物会导致心脑血管疾病的关联之一。

胰岛素如何抑制脂肪燃烧呢？其中一个作用机制就是抑制肉碱。肉碱是一种氨基酸，它有一个特殊作用，就是负责把脂肪酸带到肌肉细胞中燃烧，以提供肌肉热量来源。胰岛素具有抑制肉碱的作用，所以可以抑制脂肪燃烧。反过来说，肉碱是一种有减肥效果的营养补充品，肉碱越多，脂肪燃烧得越多，肌肉就越有力气。

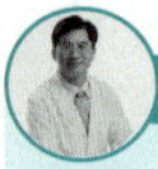

陈博士小讲堂

胰岛素是储存能量的激素

美国罗伯·鲁斯提（Robert Lusting）医师，是加州大学旧金山分校脑神经分泌的荣誉退休教授，对于减肥和人工果糖有非常前卫的见解。他提到胰岛素是储存能量的激素，胰岛素越高，越容易胖，反之，胰岛素越低，越容易瘦。

他曾有一位脑癌患者，体重 100 千克，他开给患者用一种降胰岛素的药物，结果 1 周后，患者的妈妈打电话给医师说，女儿还没减重，但很奇怪的是，以前她每次一口气要吃 5 个墨西哥塔可饼，吃完还会饿，不料最近去吃墨西哥塔可饼，她只吃 2 个就吃不下，而且回家还把房子打扫一遍，体力从来没这么充沛过！一年后，她女儿降到 78 千克。

由此可见胰岛素下降会燃烧脂肪，体能就会增加（因为脂肪转换成能量），因此就可成功减肥。加拿大华裔医师冯杰森也有反向的验证，他说：1 型糖尿病患者因为胰岛素缺乏，患病时都非常消瘦，注射胰岛素后，体重就会增加。2 型糖尿病也有类似情况。总之，胰岛素是增加体重最关键的激素。

胰岛素是身体的必要之恶？

前面提到胰岛素太高有许多坏处，例如会让身体发胖（胖到肚子很大）、禁止身体燃烧脂肪当作能源（体力因此变差），还会产生血糖波动效应（饭后老想睡觉，肚子饿时又发慌），甚至最后会诱发心脏病（因为坏胆固醇升高，堵塞血管）。

既然胰岛素有这么多缺点，为什么身体要大量分泌它呢？别忘了，一切都是因为你没事就吃下一大碗面、一大块面包、诱人的蛋糕饼干、香喷喷的米饭、一大碗冰激凌，或喝一大杯可乐糖水。

一般血液中只有5克的葡萄糖，你偏偏要吃下大量淀粉或糖分，带进100克以上的葡萄糖，你的身体为了抚平无法承受的血糖海啸，只好启动胰岛素这个逼不得已的必要之恶。如果有选择，它宁愿少分泌胰岛素，但你的嘴巴不听话，身体就必须承受后果！

改成低糖饮食或生酮饮食，就是让胰岛素不再大量分泌的最有效方法之一，因为没有血糖海啸要处理。执行低糖饮食的人的血糖和胰岛素在血液中的浓度非常平稳，不像高糖饮食的人那么戏剧化。依我个人经验，生酮之后，餐前血糖和餐后血糖只差10mg/dL，血糖不再波动，难怪精神这么稳定，午餐后怎样都不会打瞌睡。

如此一来，有糖尿病基因的人就不需承受高胰岛素与血糖波动所带来的负面作用与后遗症。如果改变饮食比例就可以天下太平，那为什么不去改变呢？

吃越多碳水化合物→身体越抑制脂肪燃烧→越依赖葡萄糖当作细胞能源

生酮饮食→使用酮体作为为能量来源→完全不需要胰岛素介入→胰岛素维持在低水平→血糖平稳（肚子不会饿得慌、饭后不会想睡觉）、燃烧身体肥肉、降低甘油三酯与坏胆固醇

为什么吃夜宵是长胖的最快方式?

入睡前 3 个小时，如果吃高淀粉食物，血糖升高，胰岛素会大量分泌，这时你上床睡觉，全身肌肉和各大器官都进入休息状态，身体怎么处理额外这么多的葡萄糖呢?

前文已说过，全身血液中的糖分也不过 5 克而已，而你吃了 100 克进来，身体第一个反应就是把这么多葡萄糖通通变成脂肪囤积起来，所以，吃夜宵或睡前 3 小时吃高淀粉食物，每一口食物都很可能会变成你的腰腹脂肪！很多人过了 40 岁，啤酒肚、鲔鱼肚，腰围越来越粗。年纪越大越有福相不是没有原因的。

睡前吃高淀粉食物后，身体的第二个反应，就是浅眠多梦！道理很简单，因为你睡觉时全身器官都在休息，不需要太多热量，血液中葡萄糖四处流窜，大量集中到脑部，当然会让你的大脑很忙碌！所以要想让睡眠安稳，首先就是睡前要保持空腹感，不能吃太饱！

胰岛素抵抗越高，越需要生酮饮食

很多人听到生酮饮食这么好，心里蠢蠢欲动，但还是搞不清楚，自己到底该不该尝试。其实，从胰岛素抵抗的角度来判断会非常客观。胰岛素抵抗是指身体细胞对胰岛素不敏感。正常人血糖升高时，会引起胰岛素分泌，然后胰岛素会让细胞膜的洞打开，血糖因此就可从血管进入细胞，这样就达到了降低血糖的目的。但是，如果一个人的细胞对胰岛素不敏感，这就叫作胰岛素抵抗（见图 7–1）。

正常细胞

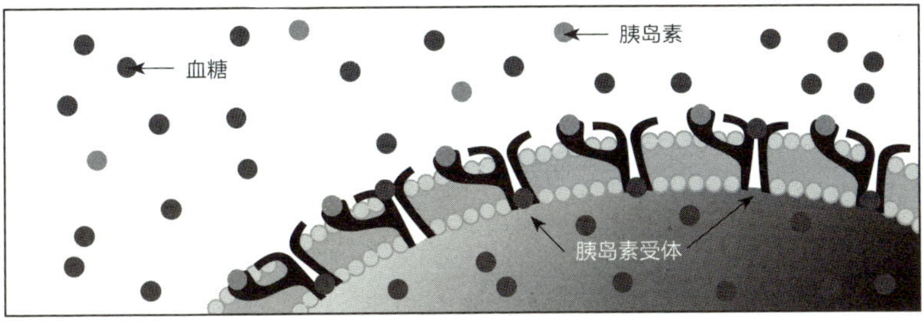

胰岛素抵抗的细胞

细胞有胰岛素抵抗，会阻碍血糖进入细胞，导致细胞外血糖居高不下

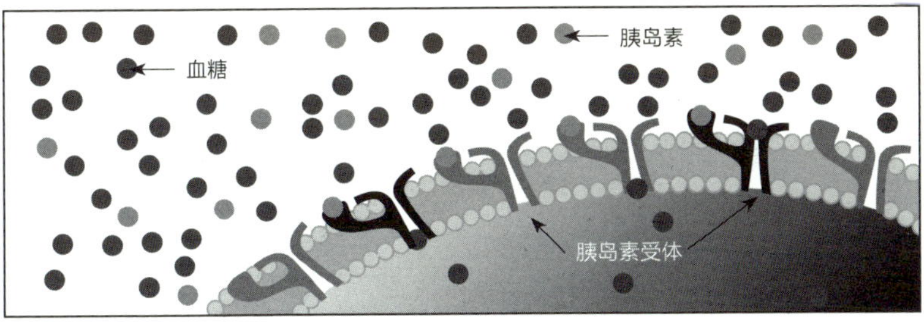

图 7-1　胰岛素抵抗示意图

怎么知道自己有没有胰岛素抵抗呢？如表 7-1 所示，以下这几个指标，越明显就表示胰岛素抵抗越严重。

- 腰腹脂肪越来越多（腰臀比男性大于 0.8 或女性大于 0.9 就是脂肪太多了）
- 体脂率越来越高（就是越来越胖；不要只量体重，要测体脂率）
- 血糖波动效应明显（餐前饿得慌、餐后打瞌睡）
- 脑雾明显（注意力不能集中、记忆力减退、思考缓慢）

- 肌肉量少（上臂赘肉蝴蝶袖、竹竿人、文弱书生、弱不禁风）
- 运动量少（平时坐在办公室、肌肉张力偏低）
- 空腹胰岛素高（正常应该 <5μU/mL，高于此即过高）
- 糖化血红蛋白高（最佳 <5%，正常 <5.6%，糖尿病前期 5.7～6.4%，糖尿病 >6.5%，高于此即为过高）

表 7-1　胰岛素抵抗指标

胰岛素敏感← ------------------		→胰岛素抵抗
少	**腰腹脂肪**	多
低	**体脂率**	高
平稳	**血糖波动**	餐前饿得慌、餐后打瞌睡
精神抖擞、脑筋清楚	**脑雾**	注意力不能集中、记忆力减退、思考缓慢
肌肉壮硕结实	**肌肉量**	肌肉瘦小软趴趴或肥肉很多
有运动习惯，尤其是肌肉训练	**运动量**	平时坐在办公室、不喜欢运动
正常 <5	**空腹胰岛素高（μU/mL）**	5 → 10 → 15 → 20
最佳 4～5	**糖化血红蛋白高（%）**	>5.7

简单来说，腰腹越胖、肌肉越少、运动量越少、精神越不好、越想打瞌睡，越需要低糖饮食或生酮饮食。

如果你每天吃米饭、面食、蛋糕、饼干、糖果、饮料，而身体可以保持精壮结实、精力充沛，饭后不会打瞌睡，不担心以后会得糖尿病、心脏病、癌症，那为什么要放弃那些吃了一辈子而且大家都在吃的淀粉食物？但如果身体已经告诉你不适合高糖饮食，那你该怎么做呢？

为什么会产生胰岛素抵抗？

血中胰岛素长期升高，会导致胰岛素抵抗，而胰岛素抵抗表示细胞膜不敏感，需要更多胰岛素才能把血糖送进细胞，因此胰岛素会升高。胰岛素升高和胰岛素抵抗两者互为因果，一旦启动这个恶性循环，就像滚雪球一样，越滚越大，直到雪球撞破为止。这也是糖尿病和肥胖在西方主流医学里无法治愈、越演越烈的原因之一。

若要打破这个恶性循环，我们要先了解为何身体会产生胰岛素抵抗。首先，相信大家都知道，吃太多精制淀粉会刺激胰岛素分泌，但另外还有一个最容易被忽视的因素，就是每次吃东西都会刺激胰岛素分泌。

一天吃两餐，你就会刺激胰岛素分泌两次。换言之，一天吃六餐，胰岛素就会分泌六次。过去 30 年来，所有医师和营养师都建议肥胖患者和糖尿病患者要少量多餐，导致不只是糖尿病患者，连很多健康的人一天也吃上五、六餐（除早中晚三餐，餐与餐之间还会吃零食、喝饮料），这就导致现代人的胰岛素处于持续大量分泌的状态。

血液中胰岛素一直处在高浓度，细胞表面接受胰岛素信号的受体就会慢慢变迟钝，对胰岛素不敏感，进而形成胰岛素抵抗。

胰岛素的作用就是命令细胞膜打开孔洞，让血糖进入细胞。所以这个命令对细胞而言，要感受越强越好。那么，如果分泌得越多、分泌得越频繁，细胞就会越麻痹、迟钝，造成所谓的胰岛素抵抗。其实不只胰岛素，还包括很多其他激素、药物、上瘾食物都会有类似的机制。

爱吃甜食、爱喝饮料的人起初觉得糖很甜，但越喝越甜，越甜越喝，最后几乎恨不得抱起糖来啃。我1993年刚到美国南方工作，发现超市卖的蛋糕几乎是糖粉堆积出来的，我吃一口就难以下咽，当地人却能一次吃一大块，因为已经吃习惯了。同样地，爱吃辣、爱抽烟、爱喝酒，口味会越来越重。因为这种感受可以被训练，人体有适应性，我们的体内机制会调整细胞表面的受体，让身体适应这些摄入物。

所以，造成胰岛素抵抗的就是吃太多精制淀粉和糖分，加上一天进食太多次，胰岛素长期分泌过多；而且缺乏运动和与胰岛素相关的基因可能不太完美，问题就越发泛滥成灾。

胰岛素敏感性是长寿指标

1992年，文森佳·马里利亚诺（Vincenzo Marigliano）等人对生理、心理都很健康的百岁以上的老人做调查，看看什么可以作为健康长寿的指标，结论是低甘油三酯、低低密度脂蛋白胆固醇、低空腹胰岛素。而罗恩·罗斯代尔（Ron Rosedale）医师说，如果长寿指标只能择一，那就是胰岛素敏感性！

胰岛素敏感性就是指细胞对胰岛素的敏感度，越敏感，胰腺就越不需要分泌太多胰岛素。换言之，一般人的空腹胰岛素越低，表示胰岛素敏感性越高，也越健康长寿（中晚期糖尿病患者例外）！

为什么传统减肥法注定最后会复胖？

肥胖是美国人十分严重的问题，减肥是美国近20年来最盛行的全民运动，但很可惜，多数人都是在浪费时间、金钱。美国电视节目《减肥达人》（*The Biggest Loser*）是个成功的减肥节目，参加者通过限制热量摄取，以及大量运动甩掉50～100千克肥肉，若减肥达标则可赢得27万美元的高额奖金。每位优胜者看似都从巨无霸变成苗条身材，多令人振奋！那些减肥法似乎很有效，但你知道有一个不能说的秘密吗？这个节目从来不敢找以前的卫冕者回来，因为几乎每一位优胜者都复胖，甚至回到减肥前的庞然之躯！

这是因为少吃多动虽然会瘦，但由于身体的生物恒定机制很聪明，身体知道热量摄取减少了，会连带地把新陈代谢降下来。这是身体的智慧，这让身体度过缺乏食物的时期；好比黑熊冬眠时，没有食物吃，新陈代谢会降下来，慢慢燃烧热量撑过冬天。

由于高糖低脂的减肥法会让身体产生饥饿，所以他们减肥下来后，会很想吃东西，而这时进食的热量就会囤积起来，变成最后复胖的结果。

例如，一个人每天需要2000大卡，但为了减肥只吃1200大卡。每天产生800大卡的热量赤字，身体在3个月后减下重来。但这个人的基础代谢率也从2000大卡降到1200大卡。这时，他就会遇到瓶颈，怎样也减不下去，因为他现在只需要1200大卡，而他每天刚好吃1200大卡，怎么会减重？更糟的是，这时由于饥饿素的分泌，他会无法控制自己，而听从身体的声音，开始多吃一点。例如每天吃到1500大卡，这样就比身体需要的1200大卡多了300大卡，他就开始复胖。以上就是减肥者复胖的过程。

要真正减肥成功且不复胖，只有一个关键方法，就是要确保胰岛素下降。胰岛素才是让你胖或让你瘦的真正推手！

简单来说，不降胰岛素的减肥法注定复胖，只有降低胰岛素分泌的减肥法才能保证成功。大家不要忘了，胰岛素是肥胖激素，胰岛素分泌越多，注定越胖！

过去的减肥法是高糖低脂、少量多餐，这两者都会刺激胰岛素分泌，虽然靠减少热量摄取而让身体出现热量赤字，暂时瘦身，但由于胰岛素未降，迟早还是会复胖，减肥成功终究只是一时假象。

真正能降低胰岛素的减肥法就是低升糖指数饮食、低糖饮食、生酮饮食、间歇性断食、清水断食。所以，我告诉大家一个减肥必胜的秘诀：到体检机构定期检测空腹胰岛素。如果你使用的减肥方法让空腹胰岛素一直往下降，恭喜你，减肥一定成功；若不下降，那么一切将会是做白工，复胖是迟早的事。

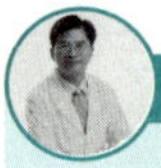

陈博士小讲堂

一个非常重要的实验

1980 年，哈佛大学的乔治 · 卡希尔（George Cahill）医师做了个实验，让一群健康的人断食 4 周，结果他们的血酮达到 5mmol/L，表示身体适应了以燃烧脂肪作为能量来源，血糖也降到标准的 70mg/dL。然后，他注射胰岛素到这群受试者体内，让他们的血糖下降到 25mg/dL，其中有人甚至降到 9mg/dL。有点医疗概念的人都会知道，人的血糖降到 30mg/dL 以下，就会昏迷甚至死亡。但这些人却没事，完全健康，一点也不疲倦或头昏。

为什么他们没事？因为经过 4 周断食，他们的身体已完全适应燃烧脂肪，全身细胞此时的燃料是酮体，而非血糖，细胞运作已不依赖葡萄糖，所以血糖降到 9mg/dL 也没事。这要是一般人，早已昏迷，因为一般人的身体以葡萄糖为热量来源。这真是一个令人惊讶、颇具启发意义的实验！这个实验告诉我们几个重要的信息：

1. 糖尿病患者最常见的死因是注射胰岛素后，血糖降太低而死，这是因为他们的身体是以葡萄糖为燃料；但若让他们的身体以酮体为燃料，就不会因低血糖而休克死亡。

2. 要让糖尿病患者以酮体为热量来源，最简单、最安全的方法，就是生酮饮食。

3. 糖尿病患者若实施生酮饮食，血糖就会渐趋正常，也就不需要注射胰岛素，当然也不会因注射胰岛素过多而休克死亡。

4. 身体以葡萄糖为热量来源，对糖尿病患者而言，不但累赘而且危险。所以要尝试低糖饮食，甚至生酮饮食。

5. 酮体是一种相当安全、有益身心、有保护性的能量来源，远优于葡萄糖。

6. 胰岛素抵抗越严重，越需要生酮饮食。

7. 酮体适应可能需要 4 周左右。

第8章

不要害怕饱和脂肪

饱和脂肪会导致心脏病、脑卒中吗？

许多研究证实，血液中饱和脂肪越高，越容易罹患心肌梗死或脑栓塞。所以，现在99%的医师和营养师都说：少吃饱和脂肪，例如猪油、牛油、奶油，否则会堵塞血管。事实真的是这样吗？

我要告诉大家，这又是一个天大的错误。我曾经有好几位当护士长的朋友，告诉我她们在重症监护室，把脑卒中患者的血液抽出来时，上面浮着的是厚厚的一层油脂，在室温下会凝结成固体。“你看，这不就是猪油吗？这不就是吃猪油会堵塞血管的铁证吗？”她们说。

等等——你看到血中的猪油，真的是从食物中吃进去的猪油吗？我来告诉你：不是的。事实上，血中的饱和脂肪并非是你吃进来的饱和脂肪，很可能是你吃进的碳水化合物变成的。

这时可能有人会很困惑了，怎么可能？吃面包或米饭怎会变成血管里的猪油？

前面不是说过，我们身体的血液中只有5克的葡萄糖吗？你一下子吃进等值100克葡萄糖的米饭或面食，又不做大肌肉收缩的运动，或有胰岛素抵抗，这时在血液中游荡的一大堆葡萄糖就会被带进肝脏里，进入脂肪酸合成过程，这在生物化学中叫作脂肪酸从头合成（DNL）。这时，葡萄糖就像变魔术般变成饱和脂肪，然后包覆在极低密度脂蛋白里面，从肝脏送到全身血液中。

看出这个过程的重点了吗？是的，肝脏把你吃下去的米饭或面食，变成饱和脂肪，通过血液，送到全身各处！

若吃进肚子的碳水化合物越多，大肌肉收缩运动做得越少，或胰岛素抵抗越严重，血液中的饱和脂肪就会越多，然后你罹患心肌梗死、脑卒中的概率就越高！所以，罪魁祸首终于被揪出来了——就是精制淀粉和糖分，而不是猪油！

罪魁祸首不但不是猪油，我再讲一个你意料之外的事实：如果猪油吃得越多，血液里面的饱和脂肪就会越少！有人可能会说太夸张了，哪有这种逻辑？

让我讲清楚，如果你把碳水化合物摄取量降到最低（例如20克或5%），身体就不会有过多的葡萄糖进入肝脏变成饱和脂肪，对吧？然后你吃一大堆猪油（或牛油、奶油、鸡油、鸭油，或椰子油、橄榄油、苦茶油等都行），最好吃到70%，这时你就会启动生酮反应。身体本来是燃烧葡萄糖的，这时却被迫燃烧脂肪。如此一来，不但要把食物中的脂肪燃烧掉，也会顺便燃烧血液中的饱和脂肪，使它们变成二氧化碳和水。我自己几年前有中度脂肪肝，就是靠大量吃好油恢复到完全正常的。听到这个经历的人都说不可思议，但其实如果搞清楚了，道理很简单。

上述的生理机制就说明了为什么生酮饮食做得正确，以及甘油三酯、坏胆固醇会下降。反之，高糖饮食是造成血液中饱和脂肪过多的主因。本节一开头说：血液中饱和脂肪越多，越容易罹患心肌梗死或脑栓塞。这句话没错，但罪魁祸首不是食物中的饱和脂肪，而是过多的碳水化合物！

饱和脂肪不会引起心脏病、脑卒中的第二个证据

人体血液中的饱和脂肪，只有棕榈酸一种形式。而肉类和鸡蛋里的脂肪有棕榈酸，也有其他大量脂肪酸，例如油酸（一种单元不饱和脂肪酸），如果摄入肉和蛋会变成血液中的饱和脂肪，那么也会大量提高其他脂肪含量才对啊！而事实是只有棕榈酸。

可见，血液中的饱和脂肪（棕榈酸）不是来自食物中的脂肪。而且，食物中的其他脂肪会防止身体吸收太多棕榈酸，研究还证实，油酸等其他脂肪会防止棕榈酸引起胰岛素抵抗。

讲了那么多，血液中棕榈酸只剩下一种可能的来源，那就是吃得太多的精制碳水化合物。学过生物化学的人都知道，葡萄糖会变成棕榈酸，也就是说，血液中饱和脂肪大部分来自碳水化合物。

吃太多精制碳水化合物会变成血液中的棕榈酸，不会变成其他保护性的脂肪。肉类和蛋里面的饱和脂肪同心脏病、脑卒中无关，这一点千万要记住。

摆脱脂肪恐惧症！

现代人已经被美国政府和食品厂商教育到人人都有脂肪恐惧症了，一看到脂肪和油就害怕。你叫他多吃一点油，就像要他的命一样。

大部分人几乎都把脂肪和所有慢性病，例如心脏病、脑卒中、糖尿病、癌症等画上等号，就好像多数健康问题都应该归咎于脂肪；差不多所有门诊医师都会告诉患者要少油、少盐，才会健康。

但果真如此吗？

我从第一本书《吃错了，当然会生病》就开始剖析好油、坏油的差别，并呼吁大家要多吃好油、少吃坏油，因为市面上90%的食用油都是坏油。我早就开始跳出来替猪油、牛油、奶油、椰子油辩护了，并在《吃错了，当然会生病》一书中制作了一张“好油坏油一览表”，告诉大家其实这些饱和脂肪对身体不错。反倒是反式脂肪是万恶不赦的杀手，大家千万要回避！

我发表这些论点时，仍是饱和脂肪被视为魔王、大家碰都不敢碰，并把反式脂肪视为救星的谬误年代。距今不过十几年，一些地方已全面禁止反式脂肪的使用，而饱和脂肪也通过研究论文，渐渐恢复它的清白。

不过，当许多人真的要尝试生酮饮食时，面对眼前的一块块奶油或一匙匙橄榄油、椰子油，心里的恐惧和犹豫还是会偷偷地阻挠。结果造成很多人脂肪吃得不到位，导致生酮成效不佳，其原因竟是无法跨越心理障碍。所以，我必须再次告诉大家如何选择天然油脂。

哪些天然油脂可多吃，哪些要少吃？

饱和脂肪被污名化大约起源于50年前，美国色拉油公司为了宣传大豆油、玉米油的好处，把不饱和脂肪捧上天，说它就像人类救星，而把饱和脂肪说成是堵塞血管的头号凶手。

他们还说实验证明，吃了大豆油、玉米油这些富含多元不饱和脂肪酸的食用油后，总胆固醇真的下降了！于是大家吃得很高兴。但近年的研究却证实，是总胆固醇中的好胆固醇下降了，这并非好事，过去大家都高兴得太早了。

原来多元不饱和脂肪的 Ω–6 脂肪酸太多，会让身体容易发炎。虽然 Ω–3 也属于多元不饱和脂肪，但一般蔬菜油都只含 Ω–6，不含 Ω–3。结论是，蔬菜油吃得太多可能会让身体容易发炎，坏胆固醇会因此上升。

生酮饮食执行者每天吃的油很多，所以要特别注意食用油的好坏。我们当然要尽量避免那些人工油（氢化油、色拉油），但在天然油之中，也要注意优劣之分。

如图 8–1 所示，要尽量挑选饱和脂肪酸或单元不饱和脂肪酸比例高的油。仔细挑选下来，我们会发现猪油、牛油、奶油、椰子油等都是生酮饮食者每天可以放心食用的油。至于葵花油、大豆油、玉米油、棉籽油，还是少吃为妙！

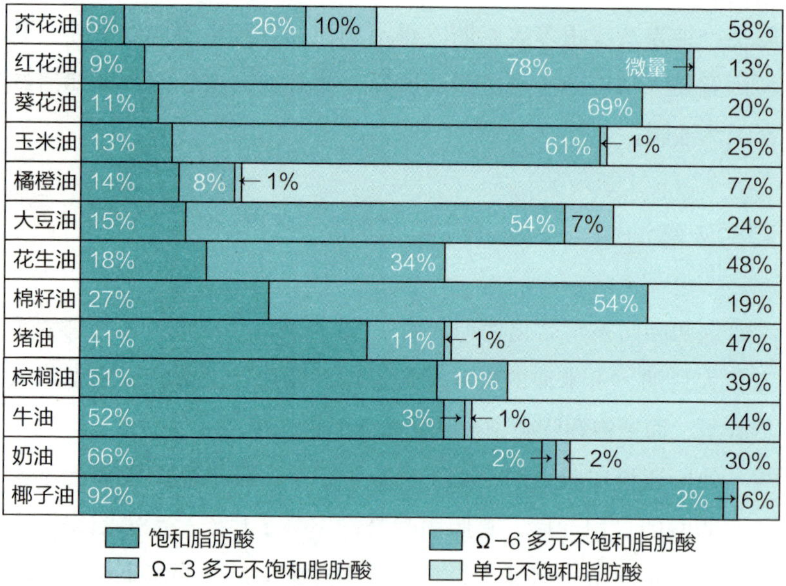

图 8–1　不同油脂的脂肪酸比例

甘油三酯从哪里来?

很多人问我：健检报告的甘油三酯（或称中性脂肪）很高怎么办？每次讲到甘油三酯，不禁让我想到一位艺人，他生性乐观、为人风趣、喜欢美食。他的外表一直都是圆滚滚的，脸圆、肚子圆是他的标记（这是典型代谢综合征的外观，也是心脑血管疾病的高风险人群的特征）。他在 2006 年找我咨询时，他的甘油三酯数值为 3500mg/dL。我很少看到这么高的数值，因为正常值是在 150mg/dL 以内（见表 8-1）。前面说过，所有人都以为甘油三酯是因为肥肉吃得太多，和米饭、面食、饮料无关，他也这么以为。我告诉他其实是因为淀粉和总热量太高，但他没听进去。

表 8-1　甘油三酯与心脑血管疾病风险的关系

甘油三酯（mg/dL）	甘油三酯（mmol/L）	心脑血管疾病风险
<150	<1.69	正常，低风险
150～199	1.70～2.25	临界
200～498	2.25～5.63	高风险
>500	>5.65	非常高风险

注：美国心脏协会建议甘油三酯需保持在 150mg/dL 以内。

后来他先后发生三次脑卒中，2012 年开始洗肾，2014 年就去世了。每次看到有人因为没听进我的建议，而身体持续恶化，我心里就会很难过。这就好比我告诉他们交通规则，但他们却执意超速、蛇行、闯红灯，最后发生车祸，而我却无能为力，这种感受你能体会吗?

总而言之，血液中的甘油三酯来自碳水化合物、脂肪、酒精。其中最容易被疏忽的来源就是碳水化合物！因为大家都以为吃肥肉会导致甘油三酯升高，就拼命改吃米饭、面食或喝五谷杂粮粉，而这样的改变，却让甘油三酯不断狂飙！美国畅销书作者威廉·戴维斯（William Davis）医师说："减少碳水化合物摄取，餐后甘油三酯就会减少，因此降低罹患心脏病的风险。"

甘油三酯在血液中是暂存的，它的身份也是暂时的，这就是为什么抽血检查甘油三酯都需要空腹，因为吃饱饭后，甘油三酯就会上升，若被消耗掉，空腹时就会回到基准线。但如果它一直不断地累积呢？

甘油三酯的结构是一个甘油加三个脂肪酸，其中的甘油（又称丙三醇）会转换成葡萄糖，作为细胞能量来源，而脂肪酸既可以储存在脂肪细胞里，也可以转换成酮体，就看身体需不需要使用这些热量。

最后，我要诚恳呼吁大家，低糖高脂的生酮饮食是逆转甘油三酯最有效的办法（见表 8–2）。不必吃药，也不必吃营养保健品。只要身体启动生酮机制，甘油三酯保证开始下降。

表 8–2　科学降低甘油三酯的方法

什么因素会导致甘油三酯升高?	降低甘油三酯的方法
• 摄取过量碳水化合物 • 同时大量摄取脂肪与碳水化合物 • 酗酒	• 低糖饮食（减少碳水化合物摄取） • 生酮饮食或断食（启动身体把血液中的甘油三酯转换成酮体，给细胞当燃料） • 中强度的有氧运动（可以促进血液中甘油三酯分解，送到细胞） • 戒酒

第9章

为什么传统减肥法不容易成功？

为什么传统减肥法注定失败？

美国有线电视新闻网（CNN）在2017年10月报道，美国肥胖成年人口已高达39.6%，美国广播公司（ABC）在2012年也曾报道，每年有1.08亿美国人在尝试减肥，平均一年尝试4～5次。美国人每年大约花200亿美元在减肥产业上，包括购买减肥书、减肥药、胃切除手术。但结论是，这几十年来，美国人越来越胖，屡创历史高峰。

据联合国统计，世界仍有8亿人处在饥饿状态。这真是地球人的矛盾。有些国家贫穷落后，每年饿死900万人，但有些国家却浪费食物、大吃特吃，然后再花大把钱减肥。

即便你在健身房或公园旁看到很多胖子在运动、跑步，在营养补充品专卖店或网络上看到减肥产品热卖，但你知道在美国减肥成功的人有多少吗？加拿大冯杰森医师提到，由于减肥方向错误，98%的减肥者是失败的。有一篇文章的数字更夸张，其作者说如果从长期效果来看，少吃多动减肥的成功率只有0.2%。

大家有没有想过，为什么大部分现行减肥方法都无效？是不是方向偏差？若方法正确，照道理应该很有效！我们就来比较一下传统减肥法和现在很受欢迎的生酮饮食有何差异。

西方主流营养学与医学几十年来的饮食减肥法，就是减肥者要做到以下几点：

1. 计算每餐的热量

2. 多吃健康的全谷类

3. 少吃脂肪（尤其是会堵塞血管的饱和脂肪）

4. 挨饿

5. 少量多餐

6. 有氧运动（例如跑步）

依美国农业部在1992年的饮食金字塔建议，每天的热量摄取量：碳水化合物55%～65%、蛋白质10%～20%、脂肪20%～30%。

看到这里，你应该可以知道为什么这套减肥法虽然能减肥，但减得很痛苦，而且很容易复胖了吧？

世界上最强效的饮食减肥法，而且无副作用，应该就是生酮饮食了，而它的每项关键都和传统减肥法相反。

计算每餐的热量？→不需要怎么计算热量到每克，但也别超量，腰腹脂肪会告诉你

多吃健康的全谷类？→别碰淀粉类，即使是健康的全谷类也不行

少吃脂肪？→大量吃脂肪或油，即使是饱和脂肪也别怕

忍受饥饿？→生酮饮食不容易饿，也就不用挨饿

少量多餐？→一天吃两三餐就很多了，根本没欲望吃零食

有氧运动？→不用运动，躺着也可以燃烧脂肪

到这里，你已经很清楚肥胖的原因，以及如何把脂肪燃烧掉的方法。能读到这里很不容易，恭喜你，现在离目标只剩下最后

一个步骤：执行！

为什么人越胖越吃个不停？

美国电视台做了一项研究，把监视器装在肥胖患者家中，看看他一天到底吃了多少东西。结果肥胖患者一天到晚都在吃东西，你觉得他没有吃饱的感觉吗？没错，他很容易饿，这是因为碳水化合物吃得太多的缘故。

身体的胃壁细胞和脂肪细胞会分泌一种激素，叫作瘦素，当吃得很撑，或是身上肥肉很多时，身体就会分泌很多瘦素，让大脑产生我饱了的感觉，所以你就会停止进食。

但当你吃下太多碳水化合物，转换成血液中的甘油三酯时，大脑下丘脑就会产生瘦素抵抗，意思是大脑对瘦素不敏感，所以就没有饱腹感。这时，人就会一直吃东西。这一切都是因为过多碳水化合物造成的。

前文提过，这种甘油三酯就是棕榈酸。血液中甘油三酯越高的人，就越不容易有饱腹感。

反之，如果饮食中碳水化合物大幅下降，再把脂肪大幅提高，身体生酮之后，开始燃烧体内脂肪，就没有饿的感觉，好像都不需要吃东西。这样，胖子就会开始瘦下来，而且速度也比较快。

讲到瘦素抵抗，大家是不是有点熟悉？没错，前面我们一直谈到胰岛素抵抗，这两种激素的抵抗好像都会造成身体肥胖，也就是说人身体对这两种激素不敏感时，都会变胖，而且都是吃太多碳水的化合物造成的。

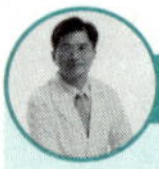

陈博士小讲堂

医学史上第一个低糖饮食的纪录

1862 年，伦敦的威廉 · 班廷（William Banting）胖到无法弯腰绑鞋带，下楼梯要倒退走，视力减退、耳朵渐渐听不见。那时他身高 165 厘米，体重 92 千克。他到耳鼻喉科外科让医师威廉 · 哈维（William Harvey）检查，哈维医师确定他的耳聋不是真正的耳聋，而是太胖了，肥肉压迫到他的内耳所致。

班廷每天吃大量碳水化合物和甜点，后来哈维医师让他进行低糖饮食，1862 年 12 月他已减到 83 千克，到了 1863 年 8 月，他已瘦到 71 千克。短短一年，他减了近 21 千克，腰围瘦了 32 厘米。班廷说，他 26 年以来从没感觉这么健康过，而且视力和听力已经恢复正常。而且在减肥期间，班廷每天摄取 2800 大卡。

班廷发现，他吃的量好像跟体重无关。他表示：我现在可以自信地说，饮食的数量（quantity）可以安心地让食欲自然决定，重要的是饮食的质量（quality），那才是逆转和根治肥胖的关键。

他在 1863 年出版了有史以来第一本低糖饮食的减肥书《致肥胖的公开信》（*Letter on Corpulence—How I lost 46lbs in 38 weeks*）。

班廷发现，糖是他肥胖的主因。他的医师把糖和面粉制品都列入黑名单，让他改吃蛋白质、脂肪，也允许喝一些酒。

他的低糖减肥书光是前 3 版就在英国卖了 63000 多册，还不包括卖到法国、德国、美国的数量。第 4 版加入了 1800 多封书信，都是来自读者的肯定与赞赏。

1862 年开始减肥时，他 66 岁，在接下来的 15 年他都没有复胖，一直舒适地活到 81 岁。

“一卡不等于一卡”

人为什么会胖？胖这个问题困扰着全球21亿人口。几乎所有的人都认为，吃得越多，就越容易胖。这好像是显而易见的道理。稍微有营养学概念的人都会说，吃下去的卡路里越多，就越容易胖。而且营养师设计减肥餐都会计算热量，告诉你每天摄取总热量不能超过多少才可以减肥。但真是如此吗？

历史可以给我们答案。近几十年的研究已经陆续证明，吃得多，并不一定胖；吃得少，也不一定瘦。关键在于——你吃下的营养素比例如何。

吃100大卡面包、100大卡含糖饮料、100大卡蔬菜、100大卡水果、100大卡肉、100大卡油，你以为对身体造成的结果会相同吗？大部分民众，甚至大部分医师和营养师都会说一样，但事实上很不一样。

这一卡并不等于那一卡，甚至我们可以把卡路里分为好卡路里与坏卡路里。简单来说，大家最喜欢的糕点、面包、零食、饮料是标准的坏卡路里。甚至你也别把白米饭与面食想得太好，很多证据已说明，稍微吃多了，它们对大部分人是有害的！

所以放弃计算卡路里吧！别再搞错重点了！请永远记住，胖瘦与否的关键不在于卡路里！而在于你吃了什么，换句话说，就是我反复叮咛大家十几年的饮食比例！

如果你身体健康、精神抖擞、腰围正常，请遵守我提倡多年的食物四分法。如果你有血糖问题，就要进行加强版的食物四分法或低糖饮食。

减肥必胜的秘密武器，认识你的肥胖激素

人为什么会胖？几乎所有的人都会认为，人之所以发胖，是因为吃进去的热量比用掉的多，简单说就是吃得太多。但真的如此吗？

如果有一个小孩，3 年内体重增加了 5 千克，你会说他是因为吃得太多所以体重才增加的吗？有人身上长肿瘤，一年下来，肿瘤变大了，重了 5 千克，你会说他是因为吃得太多才让肿瘤变大吗？当然不是，不管是小孩长重或肿瘤变大，都是因为身体里面有总指挥在下命令。

有没有吃得太多是其次，最主要的原因就是有个激素在担任总指挥。它想要身体长重，身体就长重；它想要肿瘤变大，肿瘤就变大。所以，肥胖的真正原因不是吃得太多，而是身体里面有个肥胖激素在下命令（见图 9–1）。

肥胖激素分泌得越多，身体就越胖，有可能全身胖，也有可能局部胖。所以有人吃得不多也胖，因为这种激素分泌得太多；相反地，有人吃得很多却不胖，就是因为这种激素分泌得少。

你猜得出来哪种激素是肥胖激素吗？认真的读者应该能猜出来了，没错，就是胰岛素。

吃多少不是重点，关键在于你吃了什么？不同食物激发胰岛素的效果不同。这就是为什么我从 2002 年开始就一直在呼吁饮食比例才是关键。如果你吃很多脂肪，少吃淀粉和糖，保证你会越吃越瘦。如果你老是吃面包、喝果汁，虽然吃得不多，但一定会越吃越胖。

正常人想维持身材，空腹胰岛素小于 5μU/mL（或 mIU/mL）的

人吃一般饮食即可，空腹胰岛素大于 5μU/mL 的人可以考虑低糖饮食或生酮饮食。

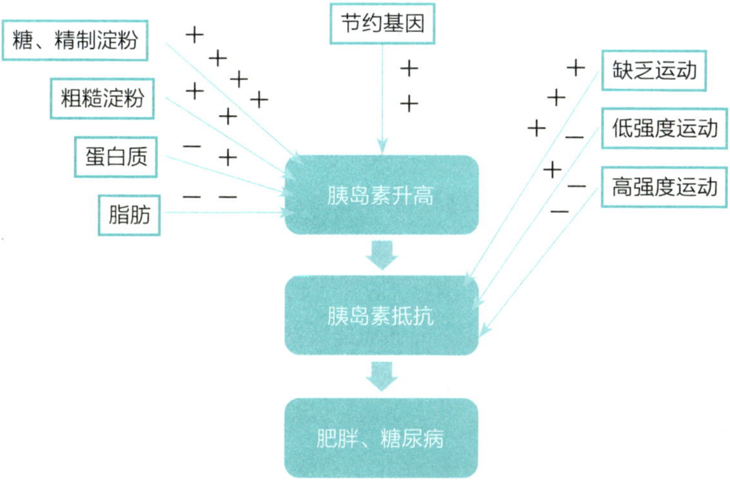

图 9-1　肥胖、糖尿病的促进模型

而且至于运动也很重要，但大家常常忽略强度的重要性。不运动的人比较容易产生胰岛素抵抗，空腹胰岛素因此会进一步升高。平时有健走、慢跑、游泳等中等强度运动的人胰岛素敏感性会提高，空腹胰岛素就可能下降。从事高强度运动（例如登山、器材训练）的人的胰岛素敏感性会得到大幅提高，血糖进入细胞速率会提高到平时的 20 倍，因此空腹胰岛素的分泌会减少，他们减肥的效果也是最好的。

现代化西式饮食的特点就是大量精制淀粉、含糖饮料、缺乏纤维。现代化便利生活的特点就是运动严重不足。这样的高糖饮食和缺乏运动就是现代人肥胖和糖尿病渐趋泛滥的双重主因。

要解决肥胖和血糖问题，最精准的办法就是采用低糖高脂+高强度运动。这就是全球21亿肥胖人口迫切需要的答案，也是最有效的工具。

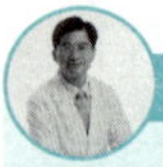

陈博士小讲堂

基于食物结构变化的减肥模型思考

书中的减肥和治疗糖尿病的模型，适用于世界各地的肥胖族群。有时，一个专业的发展需要其他专业的创造性人才介入，才会有突破性的进展。例如，爱因斯坦在物理学上有卓越贡献，但其实他是一位数学家，而非物理学家。加里·陶布斯（Gary Taubes）毕业于哈佛大学和斯坦福大学，虽非医疗专业人员，但他对肥胖和高糖饮食有非常精辟的见解。他调查世界各地的低收入族群，包括美洲原住民，发现19世纪虽然食物充沛，但原住民都长得非常精瘦。到了20世纪，许多原住民的收入都很低，食物不足，但肥胖人群反而比例更大。这和一般人的想法刚好相反，贫穷应该会更瘦才对，怎会变胖？原因就出在他们吃的食物！

例如，加勒比海的特立尼达岛人的每日热量摄取大约为2000大卡，不多不少，脂肪只占总热量20%左右，属于高糖低脂饮食。高糖饮食最大的问题不在于含碳水化合物的水果，而是在精制淀粉，尤其是面包。

一般超市的面包非常廉价，是容易取得的现成食物，免烹调、免洗碗盘，拿了直接就能吃。美洲的低收入族群每天吃得最多的就是面包！而19世纪各地的原住民依靠大自然获取食物，体型精瘦，20世纪过上现代化生活后，他们大量吃面包、蛋糕、饮料，肥胖率攀升至30%～50%之高（见表9-1）！类似的现象不断在世界各地不同的族群和区域印证，让人无法否认精制淀粉和肥胖之间的紧密关联！

表9-1 低收入人群与肥胖率

调查年份	区域	肥胖率
1928	南达科他州、南卡罗来纳州印第安人保留区	女性40% 男性25% 儿童10%
1959	南卡罗来纳州，查尔斯顿，非裔美国人	女性30% 男性18%
1960	南非，德班，祖鲁人	女性40%
1961	特立尼达岛居民	25岁以上女性33%
1971	南太平洋，拉罗汤加岛	女性40%
1974	智利，工厂工人	54岁以上女性50% 平均30%
1981	得克萨斯州，斯塔尔郡，墨裔美国人	50岁以上女性50% 40岁以上男性40%

注：加里·陶布斯调查出世界各地低收入族群的肥胖率。

1963年，《英国营养期刊》（*British Journal of Nutrition*）提到，每位女性都知道碳水化合物使人变胖，这是个简单的常识，很少营养师会反对。1951年，雷蒙德·葛林（Raymond Greene）医师所著的《内分泌临床学》（*The Practice of Endocrinology*）列出了如表9-2所示的减肥建议。

表 9-2 减肥与食物选择

要避开的食物	可尽量吃的食物
1. 面包、所有的面粉制品	1. 肉、鱼、家禽
2. 谷片、牛奶布丁	2. 所有绿色蔬菜
3. 马铃薯和其他根茎类食物	3. 鸡蛋
4. 含大量糖分的食物	4. 奶酪
5. 所有甜食	5. 水果，除了香蕉和葡萄

还不够清楚吗？但是 1961 年，美国心脏学会受到安塞尔·基斯（Ancel Keys）博士发表的造假七国研究的影响，开始大量抨击饱和脂肪。食物中既然建议少吃油脂，当然就要把碳水化合物提高，所以从 1992 年起，美国推出的食物金字塔模型就建议民众 65% 的热量要来自面包或其他高淀粉食物，叫大家尽量避开脂肪，很多食品都出现低脂版本，例如低脂牛奶、低脂酸奶等，然后美国的肥胖率就直线狂飙。明明是很简单的事实，却被一份造假的研究报告搞到黑白颠倒，到现在仍然是非不分，其中所耗损的金钱无法估计。

亲爱的读者，虽然黎明渐露曙光，但我们现在仍处在漩涡之中。你若想减肥，或想改善血糖问题，请不要和主流营养师谈论少吃淀粉、多吃油脂的方法，你很可能会被严厉警告，因为他们以前在学校学的是多吃淀粉、少吃油脂。请不要增加他们的麻烦与困惑，你直接按照本书所说的吃就对了！每两三个月定期检查体脂率、体重、血脂率、糖化血红蛋白，就会有客观答案。

第 10 章

如何选择适合自己的饮食形态?

低糖饮食的标准是什么?

低糖饮食只是一个概念，到底碳水化合物要多低才算低？这是个很主观的问题，要看你的标准设在哪里。如果你是以西方主流营养师的标准，所谓均衡饮食应该65%热量来自碳水化合物，10%来自蛋白质，那么巴里·希尔思（Barry Sears）博士提出的区域饮食就属于低糖饮食，因为他主张40%热量应该来自碳水化合物，30%来自蛋白质。但你若以生酮饮食的角度来看，区域饮食的40%热量来自碳水化合物，那应该算高糖饮食吧！

美国家庭医师学院对低糖饮食的定义为每天摄取的碳水化合物介于20～60克之间，差不多占总热量20%以下。也有学者定义非常低糖饮食为碳水化合物占总热量10%以下，轻微低糖饮食为40%以下。沃莱克博士比较折中，他把界线定在30%。

注意，低糖饮食有几十种之多，其中只有生酮饮食能让身体产生酮体，其他的低糖饮食大多还是让身体使用葡萄糖当能源，充其量只是因为糖类摄取少，所以血糖不像以前那样波动剧烈罢了。但若执行生酮饮食，让身体使用酮体为能源，那就是完全不同的机制，它的效应也就更大。

不论如何，我整理出美国常见的低糖饮食给大家参考（见表

10–1），有兴趣者，可上网搜寻你想进一步了解的饮食方式。

美国风行的低糖饮食

表 10–1　常见的低糖饮食

中文翻译	原名	减重要点
阿特金斯饮食	The Atkins Diet	减肥第一阶段，每日糖类摄取 20 克以下
全新阿特金斯饮食	The All-New Atkins Advantage	比阿特金斯饮食更友善、适合所有人
减肥达人	The Biggest Loser	电视节目《减肥达人》所设计的饮食和运动，其实也没有严格要求低糖
碳水化合物上瘾者饮食	The Carbohydrate Addict's Diet	两顿互补餐之间，可吃一顿奖励餐
7 天低糖急救计划	The 7-Day Low-Carb Rescue and Recovery Plan	6 个步骤回到低糖
可尔姿	Curves	针对女性，每周 3 次、每次 30 分钟运动，要低糖或低脂
从胖到瘦	Fat to Skinny	类似于第一阶段阿特金斯饮食，非常有效
茶博士饮食	Dr.Tea Diet	顾名思义，靠喝茶来减重
糖尿病饮食	The Diabetes Diet	由医生设计给糖尿病患者的低糖饮食
无面粉无糖饮食	Dr. Gott's No Flour, No Sugar Diet	不要碰面粉和糖
吃、喝、减肥	Eat, Drink, and Weight Loss	虽不是低糖，但对现代错误的主流营养观念有很完整的精辟见解

续表

中文翻译	原名	减重要点
脂肪冲刷饮食	The Fat Flush Diet	3 个阶段，同时减肥和排毒
抗脂饮食	The Fat Resistance Diet	少见的精辟原创看法
杜坎饮食	Dukan Diet	分 4 个阶段，第 3 阶段可以吃面包和淀粉
GO 饮食	GO–Diet	超低糖，适量蛋白质，高单元不饱和脂肪，不限热量
汉普敦饮食	The Hamptons Diet	类似地中海饮食，但把橄榄油换成夏威夷火山豆油
一生苗条	The Lindora Program: Lean for Life	前 2 周减重，后 2 周调整新陈代谢
低升糖指数革命	The Low GI Revolution	低升糖指数
造物者饮食和完美体重	The Maker's Diet and Perfect Weight	根据《圣经》来饮食和减重
尼安德瘦身法	Neanderthin	最简单的低糖饮食，也是限制最多的
旧石器时代饮食（原始人饮食法）	The Paleo Diet	所有的鱼肉海鲜、水果、非根茎类蔬菜都可以吃
蛋白质力量	Protein Power	三阶段：糖类逐渐增加，直到健康和体重稳定
罗斯代尔饮食	The Rosedale Diet	低糖高脂，聚焦于瘦素的作用
中年中广身材的 6 周根治计划	The 6–Week Cure for Middle–Aged Middle	“蛋白质力量”饮食法的作者锁定胰岛素来消除中年人的腰腹脂肪

续表

中文翻译	原名	减重要点
斯卡斯代尔饮食	The Scarsdale Diet	低热量、低糖、低脂、高蛋白质饮食 2 周，稍放松 2 周，再回去 2 周
施瓦茨贝恩原则	The Schwarzbein Principle	为改善代谢问题而设计的菜单，强调只要健康，自然就会减重，不是减重后才健康
索默赛饮食	Somersizing Diet	油脂是你的朋友，糖是最大的敌人
南滩饮食	The South Beach Diet	第一阶段戒除淀粉和糖分，第二、三阶段可陆续吃回来
打败糖罐子	Sugar Busters	不是低糖饮食，而是教你减糖，不管热量或三大营养素
锁定营养策略饮食	The TNT Diet	虽然低糖，但可在适当时候吃碳水化合物来增长肌肉
超简单饮食	The Ultra Simple Diet	非常容易遵循的计划，也提到排毒和发炎的重要知识
女性健康完美体型	Women's Health Perfect Body Type	根据个人的糖类敏感度来量身定制饮食和运动计划
《你：在节食》	YOU:On a Diet	非常易读的畅销书，教读者如何轻松地吃
区域饮食	The Zone	一天三餐、两份点心，都维持在 40%糖类、30%蛋白质、30%脂肪
达标饮食	Making the Cut	了解自己的代谢形态，坚持正确热量摄取、每 4 小时吃 1 次
5 因素饮食	The 5-Factor Diet	很多错误信息，例如低糖饮食不只流失脂肪也流失肌肉，每 5 个小时吃 1 次

续表

中文翻译	原名	减重要点
3 小时饮食	The 3-Hour Diet	和 5 因素饮食类似，错误很多，唯一差别是每 3 小时吃 1 次
截止日健身	Deadline Fitness	好莱坞明星的教练所创，很棒的全套计划
终极纽约饮食	The Ultimate New York Diet	源自有名的电视节目 Extreme Makeup，5 星级的计划
释放你的苗条	Unleash Your Thin	整套课程含 DVD、CD、书籍，仔细带你走过食物瘾、大吃大喝、挫折、停顿期等实际问题

如图 10-1 所示，生酮饮食和阿特金斯饮食都要求高脂、低糖，但生酮饮食限制蛋白质的摄取必须在 15% ～ 25%之间，不可过多，否则蛋白质会转换成葡萄糖，导致脱酮。而阿特金斯饮食则对蛋白质没有限制，因为目的不在生酮。

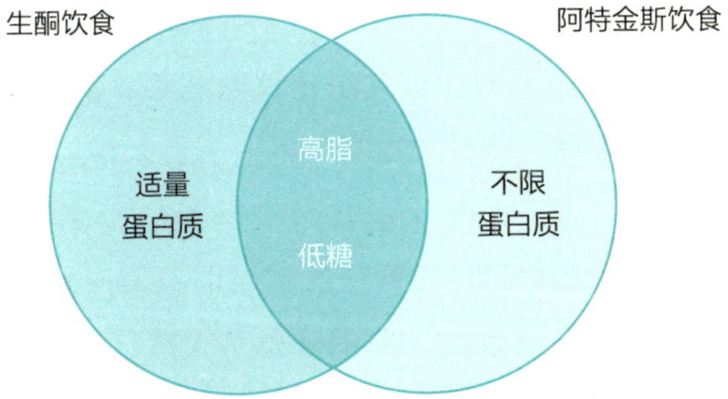

图 10-1　生酮饮食和阿特金斯饮食的差异

原始人饮食法

旧石器时代饮食法又称为原始人饮食法，认为我们人类应该遵循狩猎时代所吃的食物种类与营养比例。因为人类进入农耕时代才1万年，在更早的狩猎时代，人类不会种植稻米或小麦，所以基本上是不吃五谷杂粮的，只吃动物和蔬果。人类的基因并没有巨大突变，但我们近年来的食物却有很大转变。人类从狩猎进入农耕，以稻米或小麦作为主食之后，一些退化性疾病开始盛行，就是我们基因不适应高淀粉所致。

到了近代，西式饮食充斥着精制淀粉和糖分，让身体更无法适应。再加上反式脂肪、塑化剂、各种食品添加物的使用以及环境污染，让慢性疾病盛行，例如肥胖、癌症、糖尿病、心脏病、阿尔茨海默病、帕金森氏症、忧郁症、不孕不育等。

旧石器饮食法认为人类应该吃各种蛋白质食物，包括陆生动物和水生动物，内脏只要干净也能吃。脂肪不该剔除，而应该跟随蛋白质吃下，要大量摄取蔬果，坚果类可以吃，但不建议吃五谷杂粮。

简单来说，旧石器时代饮食法建议吃蔬菜、水果、瘦肉、健康油脂、海鲜、坚果，不建议吃奶制品、五谷杂粮、糖分、豆类、根茎淀粉类、酒、加工食物。

我在2015年所推广的三野饮食就是旧石器时代饮食的精简版：野菜、野果、野生动物。野的意思是天然、无污染，不是真的要去吃野生动物。我从2015年到2017年，自己执行的低糖饮食其实就是三野饮食，也是旧石器时代饮食，对我的身体带来很大的好处。由于我从2016年开始锻炼肌肉，旧石器时代饮食的蛋白质摄取比例较多，也很适合我增长肌肉，手臂周长因此增加了 7 厘米。

旧石器时代饮食的好处有：血糖较稳定，腰腹脂肪变少，整天精神较好，下午不想睡午觉，开会或开车不会打瞌睡，身体不容易发炎，脑雾现象减缓。

为什么以前的人高糖饮食却不容易肥胖？

据统计在 50 年前，人们摄取的碳水化合物占总热量的 70%，也就是标准的高糖饮食，但当时的人却没有肥胖的问题，也很少有糖尿病，这是怎么回事？我个人认为，那时候人们体力劳动量非常大，农民耕作十分辛劳，上班族也没多轻松，出门不是走路，就是骑车。学生每天上学，走 1 个小时很平常，放学再走 1 小时，而且在学校还有体育课。有一位老太太告诉我，他们念小学时，上学要走 1.5 小时，放学也要走 1.5 小时。父亲告诉我，他少年时，中元节参加祭祀活动（称为中元普渡），早上走下山，中午吃完宴席，稍作休息，下午再走上山，1 天要来回走 20 多千米，还要自备板凳。请问这年头，有几个人会一天运动 3 小时以上？有谁会一天走 20 多千米？

父亲告诉我，我爷爷以前犁田、播种、插秧等各式农活以及粗重工作每天至少 10 小时以上，不停地做，非常辛苦。所以一辈子身体非常强健，活到 92 岁。吃的虽是高糖饮食，却没有糖尿病或肥胖的问题。

我归纳一下，以前的人高糖饮食，不容易肥胖或三高的原因有三：

第一，大量体力劳动，吃下去的淀粉几乎全被消耗，所以没剩下多少可以囤积成脂肪。而且大肌肉收缩运动会让细胞对胰岛素很敏感，所以胰岛素不用分泌太多。胰岛素是关键中的关键。

第二，娱乐少，生活简单，没电视、计算机、网络，所以睡眠普遍充足，很少有失眠或熬夜的情形，身体修复得比较好。

第三，虽然是粗茶淡饭，但食物较原始、纤维素较多、农药和化肥较少，加工食物和食品添加剂也少。

现在人高糖饮食，容易肥胖和血糖不稳，也就是因为：

第一，体力劳动太少，热量消耗不完，于是就囤积成脂肪。运动缺乏，导致胰岛素普遍太高，更会促进脂肪囤积。

第二，缺乏睡眠，压力大，身体较为虚弱，修复能力较差。

第三，精制淀粉和甜食饮料充斥，甚至人工果糖泛滥，更是雪上加霜，让胰岛素居高不下，引起肥胖和糖尿病。

简单来说，大量体力劳动是爷爷奶奶那一辈人可以高糖饮食的先决条件。但你现在叫一个上班族每天进健身房 3 小时，或出门不坐地铁或公交，改用走路或骑车，他大概会认为你脑壳坏掉了。虽然朴实辛劳的日子有益健康，但我们已经回不去了。如果现代人要维持安逸悠闲的生活方式，又要保持结实精壮、血糖稳定，最简单的方法就是大幅降低碳水化合物的摄取，也就是低糖饮食！

该吃什么，要看身体的需求

你有没有想过，人类到底该吃什么？答案是：人类是设计精良的杂食动物，你想以什么为主食都行，但要看你的环境、基因、运动量、生活形态而定。大洋洲巴布亚新几内亚的特罗布里恩群岛的居民采用高脂饮食，南非的班图族采用高糖饮食，格陵兰的因纽特人采用高蛋白质饮食，这 3 个地区的原始居民吃的营养比例大相径庭，但他们都很健康。

不过，世界上的原始居民一旦过上现代化生活，吃现代化饮食，肥胖和糖尿病的问题就会接踵而来。最明显的就是瑙鲁人。瑙鲁是全世界最小的岛国，全国只有一家小医院，门可罗雀，本来居民都很结实健康，但由于磷矿开采而富裕起来，饮食和生活西化之后，瑙鲁变成了全世界肥胖和糖尿病最严重的国家。

那么我们到底要怎么吃？现代人的饮食和生活形态已经和 50 年前大不相同，尤其精制淀粉和含糖饮料非常泛滥，人们每日运动量极低，肥胖和三高的问题越来越严重。要解决这一箩筐复杂问题，最省力的方式就是低糖饮食。

低糖饮食最关键的影响过程就是让胰岛素下降。不要小看胰岛素下降这个动作，它可是打破一连串恶性循环的秘密武器。前面说过，胰岛素是储存脂肪的激素，也是血糖波动的幕后推手。胰岛素一下降，脂肪就容易分解，血糖就不易波动。

这么多饮食方式，我到底适合哪一种？

沃莱克博士近 20 年来全力研究低糖高脂饮食与运动生理学之间的关系，是生酮领域的学术权威。他把低糖的界线定在 30%，并画了如图 10-2 所示的坐标图。这个坐标图越往上边表示糖类吃得越多，越往右边表示蛋白质吃得越多。

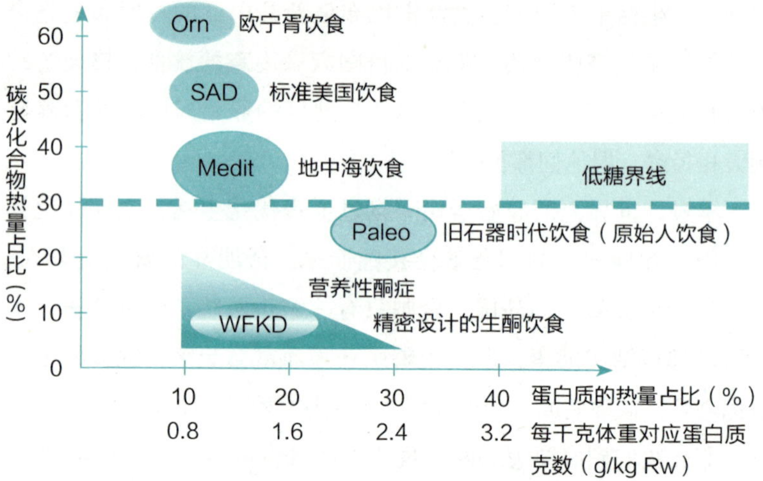

图 10-2　各种饮食的糖类、蛋白质占比

注：由各种饮食的糖类占比可预测产生胰岛素抵抗的可能性。

你可以看得出来，地中海饮食、标准美国饮食都是高糖饮食，最高糖的是欧宁胥饮食，而曾经的农业时代碳水化合物主食占70%的高唐饮食，一定是稳坐在这坐标图的最顶端。

大部分饮食中蛋白质占比差不多落在10%～20%，只有旧石器时代饮食的蛋白质高达25%～35%。我个人认为，原始人因为有大量肌肉耗损，所以有必要摄取更多的蛋白质来修复和增长肌肉。

到底你适合哪一种饮食？我的建议很简单，随便你要挑哪一种都可以，因为我们体内的“程序设计”有办法适应各种饮食，正因如此，原始人才能到处迁徙，在花果类富饶的东南亚地区每天吃水果可以生存，到了北极天寒地冻，一年到头只吃肉和肥油，也可以活得很健康。但前提是，你要吃天然食物，而且最重要的

“要过原始人的生活”，就是要有大量体力劳动或运动。

最后，我们借用一下沃莱克博士的坐标图来做总结，Y 轴的碳水化合物高或低，其实就是胰岛素敏感或抵抗。而 X 轴的蛋白质摄取量和肌肉训练量相关。

简单来说，胰岛素越敏感的人，越有资格高糖饮食；胰岛素抵抗越明显的人，越需要低糖甚至生酮饮食。怎么样才可以使胰岛素敏感性提高呢？答案是运动。

最后我要说的是，一个人的良药可能是另一人的毒药。这种饮食虽然对你很好，但可能对他人有害。每个人都要了解自己的体质，不要一窝蜂去做，要清楚自己需要的是什么，确定后勇敢执行，不轻言放弃，最后你就能达到目标。成功是给坚持的人，加油！

附录一

名词解释

生酮：通过断食或低糖高脂饮食，使身体产生酮体，作为细胞能源。

脱酮：生酮一段时间后，因为又摄入大量碳水化合物，导致肝脏不再制造酮体，全身细胞改用葡萄糖作为能源。

入酮：脱酮后恢复低糖高脂饮食，让身体重新启动生酮状态。

外酮：由食物中的脂肪分解而成的酮体。

内酮：身体内的酮体，是由自己身体的脂肪分解而成。

爆碳：某一餐吃很多碳水化合物，紧接着脱酮。

补碳：有些人认为生酮饮食需要定期脱酮，补充一些碳水化合物。我目前不认同。

共通名词

碳水化合物 = 碳水 = 糖类 = 淀粉 + 糖分 + 膳食纤维

膳食纤维 = 水溶性纤维 + 非水溶性纤维

非水溶性纤维 = 粗纤维

高糖饮食 = 高碳水化合物饮食 = 高碳饮食 = 高淀粉饮食

附录二

食品营养成分表

注：以下所列数值均为每100g可食部分之含量。

坚果及种子类

名称	修正热量（kcal）	水分（g）	粗蛋白（g）	粗脂肪（g）	总碳水化合物（g）	膳食纤维（g）	钠（mg）	钾（mg）	钙（mg）	镁（mg）
生杏仁	550	5.0	27.3	47.8	17.0	6.5	20	626	273	294
熟杏仁	588	3.0	23.4	56.9	14.8	14.4	73	61	262	195
杏仁粉	520	5.1	9.7	36.4	47.1	4.8	172	221	109	78
松子仁	669	1.9	16.6	69.5	9.4	4.2	4	641	15	270
夏威夷果	687	1.2	7.5	71.6	18.2	6.3	1	444	58	127
生核桃	655	3.7	15.4	67.9	11.2	6.2	5	453	99	173
生栗子	242	34.3	4.6	1.4	57.9	10.4	1	758	39	60
糖炒栗子	198	47.6	4.2	0.8	46.3	5.7	2	534	30	60
无花果	337	11.5	3.6	4.3	77.8	13.3	10	898	363	96
开心果	573	1.1	22.4	52.7	20.1	13.6	462	988	107	110
生腰果	561	3.3	18.3	45.5	30.3	3.6	11	647	45	253
原味榛果	655	1.1	13.0	66.5	17.2	8.0	1	638	182	181
亚麻籽	476	7.6	20.8	40.3	28.1	23.1	46	629	253	313

续表

名称	修正热量（kcal）	水分（g）	粗蛋白（g）	粗脂肪（g）	总碳水化合物（g）	膳食纤维（g）	钠（mg）	钾（mg）	钙（mg）	镁（mg）
奇亚籽	351	7.1	20.2	30.3	37.7	60.8	0	881	831	378
生白芝麻	576	4.7	22.3	54.9	15.0	10.5	39	461	64	378
生黑芝麻	519	6.0	22.2	48.1	17.6	15.5	2	470	1354	299
熟白芝麻	603	1.9	20.3	58.7	15.7	10.7	24	506	76	415
熟黑芝麻	571	1.5	17.3	54.4	20.6	14.0	2	526	1479	386
黑芝麻粉	576	2.2	15.7	55.2	20.8	12.3	3	471	1449	357
生花生	314	43.7	15.3	27.2	12.2	8.1	1	473	43	130
花生碎	468	1.4	34.0	39.4	21.9	33.2	11	940	115	254
山粉圆	280	8.7	16.3	12.8	58.0	57.9	5	528	1073	119
咖啡豆	337	2.1	13.9	14.9	65.1	48.4	2	1095	106	209

水果类

名称	修正热量（kcal）	水分（g）	粗蛋白（g）	粗脂肪（g）	总碳水化合物（g）	膳食纤维（g）	钠（mg）	钾（mg）	钙（mg）	镁（mg）
山竹	67	80.8	0.6	0.3	18.1	1.6	3	82	11	20
木瓜	36	89.1	0.6	0.1	9.9	1.4	3	186	23	15
青木瓜	25	91.7	0.6	0.1	7.2	2.4	5	139	31	19
石榴	60	80.7	1.7	0.1	16.8	4.6	8	200	15	15
百香果	58	84.0	2.2	2.4	10.7	5.3	2	200	5	27
奇异果	52	84.0	1.1	0.3	14.0	2.7	3	291	28	12
红毛丹	71	80.0	1.0	0.7	17.9	1.5	8	152	16	14
火龙果	49	85.7	0.9	0.4	12.4	1.7	0	226	4	28

续表

名称	修正热量（kcal）	水分（g）	粗蛋白（g）	粗脂肪（g）	总碳水化合物（g）	膳食纤维（g）	钠（mg）	钾（mg）	钙（mg）	镁（mg）
红龙果	48	85.8	1.1	0.2	12.3	1.3	0	219	9	24
北蕉	82	75.7	1.5	0.1	22.1	1.6	0	368	5	24
鳄梨	66	85.5	1.5	4.8	7.5	3.8	1	271	5	19
金钻凤梨	49	85.8	0.5	0.1	13.2	1.1	1	133	5	12
牛奶凤梨	59	83.2	0.8	0.3	15.4	0.7	0	170	11	10
释迦	99	70.0	2.2	0.1	26.6	2.7	7	390	18	29
凤梨释迦	99	71.5	1.5	0.4	26.0	1.7	2	258	15	26
桑葚	30	91.0	1.1	0.4	7.0	1.3	1	180	41	11
桑葚汁	25	92.7	0.8	0.2	5.9	0.4	0	141	27	10
草莓	36	89.0	1.0	0.2	9.3	1.8	7	199	16	14
野生番石榴	31	88.8	0.7	0.1	10.0	5.0	5	150	4	6
珍珠番石榴	36	88.1	0.7	0.2	10.6	3.7	0	176	7	6
番石榴	34	89.0	0.8	0.1	9.7	3.0	5	150	4	6
杨桃	30	90.8	0.5	0.1	8.2	1.3	0	152	2	6
美国红葡萄	68	81.1	0.4	0.4	17.7	0.5	8	166	5	6
巨峰葡萄	63	82.4	0.5	0.3	16.6	0.2	1	122	5	4
黄香瓜	30	91.0	0.6	0.2	7.5	0.6	16	240	7	7
土芒果	53	84.9	0.6	0.3	13.8	1.0	2	140	8	10
玉荷包荔枝	67	80.9	1.2	0.2	17.3	0.8	0	190	2	14
龙眼	70	79.7	1.1	0.5	17.9	1.8	3	282	5	9
龙眼干	273	18.2	5.1	0.7	70.7	2.9	5	1235	49	48
大红肉李	38	88.9	0.5	0.3	10.0	1.5	0	140	5	6
枇杷	36	89.1	0.3	0.2	9.8	0.9	4	173	12	8

续表

名称	修正热量（kcal）	水分（g）	粗蛋白（g）	粗脂肪（g）	总碳水化合物（g）	膳食纤维（g）	钠（mg）	钾（mg）	钙（mg）	镁（mg）
进口甜柿	55	83.7	0.6	0.1	15.3	1.4	5	138	7	6
柿饼	175	44.5	1.7	0.2	52.2	12.6	4	611	23	24
水蜜桃	38	88.6	0.9	0.1	9.9	1.3	3	187	5	9
珍珠蜜枣	42	86.7	1.1	0.0	11.7	2.2	1	248	8	7
红枣	215	35.8	3.2	0.3	59.5	7.7	10	597	50	35
黑枣	213	34.8	2.7	0.2	60.9	10.8	3	600	67	34
富士苹果	47	86.3	0.2	0.1	13.1	1.3	3	113	4	3
樱桃	73	78.8	1.2	0.3	19.1	1.3	2	236	15	13
白樱桃	68	80.4	0.7	0.1	18.4	1.1	1	224	18	12
椪柑	38	88.7	0.8	0.2	10.0	1.5	2	74	21	8
茂谷柑	42	87.4	0.6	0.1	11.5	1.3	1	143	24	9
文旦	31	90.5	0.7	0.1	8.4	1.3	1	132	9	6
白柚	36	89.4	0.6	0.2	9.6	1.2	7	151	12	6
柳橙	40	87.6	0.8	0.1	11.0	2.1	5	145	28	12
晚仑夏橙	44	87.1	0.7	0.5	11.4	2.2	1	144	41	9
柠檬	31	91.0	0.7	0.5	7.4	1.2	4	150	26	10
莱姆	35	90.5	0.5	1.0	7.7	1.9	1	108	23	7

蔬菜类

名称	修正热量（kcal）	水分（g）	粗蛋白（g）	粗脂肪（g）	总碳水化合物（g）	膳食纤维（g）	钠（mg）	钾（mg）	钙（mg）	镁（mg）
牛蒡	75	76.9	2.5	0.4	19.1	5.1	15	358	46	50

续表

名称	修正热量（kcal）	水分（g）	粗蛋白（g）	粗脂肪（g）	总碳水化合物（g）	膳食纤维（g）	钠（mg）	钾（mg）	钙（mg）	镁（mg）
胡萝卜	32	89.6	1.0	0.2	8.5	2.7	67	267	30	13
白萝卜	14	95.5	0.7	0.1	3.3	1.1	27	151	23	9
球茎甘蓝	18	94.0	1.6	0.2	3.6	0.9	18	260	23	10
茭白笋	16	94.0	1.3	0.2	4.0	2.1	5	219	3	7
麻竹笋	17	93.3	2.1	0.1	3.7	2.0	5	309	9	9
冻麻竹笋	14	95.1	0.9	0.0	3.8	1.7	22	40	12	7
麻竹笋干	144	46.8	15.8	1.2	32.0	17.0	50	1805	179	25
绿竹笋	22	92.6	1.7	0.2	4.7	1.7	0	303	10	11
绿芦笋	20	93.4	1.3	0.2	4.5	1.4	6	220	15	11
老姜	47	85.8	1.1	0.5	11.7	3.2	4	304	21	33
大蒜	115	65.6	6.7	0.2	26.4	4.2	4	423	11	20
青葱	18	93.5	1.5	0.3	4.2	2.5	3	174	54	15
山东大葱	28	91.4	1.3	0.1	6.7	1.3	8	2067	316	91
日本甜葱	28	90.7	1.0	0.1	7.6	2.7	1	247	37	14
宜兰粉葱	23	92.3	1.6	0.2	5.4	2.2	1	114	47	13
白洋葱	40	88.6	1.0	0.1	10.0	1.3	3	145	25	10
紫洋葱	29	91.3	0.9	0.1	7.3	1.5	4	122	21	8
黄洋葱	39	88.9	1.0	0.2	9.5	1.4	2	157	20	9
红葱头	70	79.1	3.4	0.3	16.4	2.5	16	298	21	19
韭菜花	21	92.8	1.8	0.2	4.6	1.8	4	196	17	12
韭菜	18	93.0	1.9	0.4	3.9	2.4	2	312	56	18
韭黄	13	95.1	1.5	0.1	2.9	1.7	3	158	19	10
九层塔	21	91.0	2.9	0.4	4.4	3.4	2	347	191	42

续表

名称	修正热量（kcal）	水分（g）	粗蛋白（g）	粗脂肪（g）	总碳水化合物（g）	膳食纤维（g）	钠（mg）	钾（mg）	钙（mg）	镁（mg）
小麦苗	27	89.6	3.3	0.5	5.5	3.9	3	446	58	23
甘蓝	21	93.2	1.3	0.1	4.8	1.1	11	187	47	12
番薯叶	22	90.9	3.2	0.3	4.4	3.3	39	401	105	35
小白菜	9	95.8	1.2	0.2	1.9	1.3	48	249	103	20
油菜	9	95.8	1.4	0.2	1.6	1.6	73	220	88	16
上海青	10	95.6	1.3	0.1	2.1	1.4	47	225	102	22
结球白菜	15	95.1	1.2	0.3	2.9	0.9	24	167	40	10
包心白菜	13	95.5	1.2	0.2	2.6	1.0	14	171	51	11
两色三七	18	92.7	2.1	0.4	3.5	2.6	13	312	122	48
明日草	45	84.5	1.4	0.8	11.9	6.1	4	583	242	22
芹菜	13	95.0	0.8	0.1	3.1	1.4	65	314	83	12
芥菜	15	94.1	1.6	0.1	3.2	1.5	3	338	72	13
雪里蕻	17	93.5	1.5	0.2	3.8	1.7	14	322	88	16
梅干菜	81	41.1	5.5	1.1	20.8	12.8	11555	820	381	59
榨菜	19	86.5	1.3	0.4	4.6	2.9	2790	90	47	9
酸菜	13	91.0	0.8	0.3	3.2	2.3	1447	150	50	11
芥蓝菜	16	93.6	1.7	0.3	3.2	1.9	27	292	181	31
芫荽	20	91.5	2.3	0.3	4.5	3.2	17	303	61	17
茼蒿	13	94.7	1.7	0.3	2.2	1.6	69	362	46	16
日本茼蒿	11	94.2	2.6	0.2	1.8	2.3	274	225	78	32
白苋菜	13	93.9	1.9	0.3	2.6	2.4	20	507	146	46
红苋菜	15	92.3	2.9	0.2	2.6	2.7	11	445	218	74
紫苏	54	79.4	5.5	1.2	11.9	8.8	1	502	401	94

续表

名称	修正热量（kcal）	水分（g）	粗蛋白（g）	粗脂肪（g）	总碳水化合物（g）	膳食纤维（g）	钠（mg）	钾（mg）	钙（mg）	镁（mg）
菠菜	14	93.7	2.2	0.3	2.4	1.9	43	510	81	62
结球莴苣	12	96.1	0.7	0.1	2.8	0.9	7	145	18	9
豌豆苗	27	90.3	3.7	0.5	4.4	2.3	4	363	36	26
萝卜叶	10	95.1	1.7	0.2	2.0	1.9	214	144	158	26
花椰菜	19	93.0	1.8	0.1	4.5	2.0	14	266	21	12
青花菜	23	90.8	3.7	0.2	4.4	3.1	15	339	44	22
丝瓜花	25	90.0	3.9	0.3	4.8	3.1	6	320	65	37
冬瓜	11	96.5	0.4	0.1	2.7	1.1	3	122	7	7
胡瓜	13	96.0	0.7	0.1	2.9	0.5	3	116	15	8
白苦瓜	14	94.4	0.9	0.1	4.1	2.8	3	207	20	14
青苦瓜	13	94.3	0.9	0.1	4.2	3.6	1	198	19	15
丝瓜	17	94.6	1.1	0.1	3.9	1.0	0	117	10	10
长茄子	20	92.8	1.2	0.2	5.3	2.7	2	221	16	15
圆茄子	18	93.9	1.0	0.0	4.5	1.6	2	229	12	14
西红柿	17	94.7	0.7	0.1	4.0	1.0	2	227	7	10
甜椒	24	92.2	1.0	0.4	5.9	3.0	2	196	12	15
红辣椒	59	78.0	3.6	0.9	16.4	11.4	6	517	21	36
黄秋葵	28	89.8	2.1	0.1	7.5	3.7	9	203	94	50
苜蓿芽	17	93.6	3.2	0.2	2.5	1.8	65	249	41	45
黄豆芽	29	90.2	5.4	1.2	2.5	2.7	7	296	52	27
绿豆芽	21	93.1	2.3	0.2	4.1	1.3	16	128	56	14
荞麦芽	16	94.1	1.9	0.2	3.4	2.1	4	79	30	39
萝卜芽	21	93.0	2.1	0.4	3.9	1.2	7	102	39	37

续表

名称	修正热量（kcal）	水分（g）	粗蛋白（g）	粗脂肪（g）	总碳水化合物（g）	膳食纤维（g）	钠（mg）	钾（mg）	钙（mg）	镁（mg）
山苏菜	20	91.6	3.0	0.2	4.4	3.3	5	350	47	34
玉米笋	26	91.1	2.2	0.3	5.8	2.6	2	222	15	25
石莲花	9	96.7	0.4	0.1	2.2	0.6	40	74	231	30
香芫荽	19	93.0	2.4	0.2	3.9	2.2	74	230	91	22

藻类

名称	修正热量（kcal）	水分（g）	粗蛋白（g）	粗脂肪（g）	总碳水化合物（g）	膳食纤维（g）	钠（mg）	钾（mg）	钙（mg）	镁（mg）
红毛苔	214	7.0	39.9	1.9	36.9	26.6	209	4160	278	297
紫菜	212	12.3	28.1	0.9	47.9	29.0	968	2754	342	363
发菜	275	15.7	10.3	0.5	69.5	14.6	107	89	1187	132
麒麟菜	33	87.5	1.0	0.0	9.9	4.5	16	62	26	18
海带	14	93.8	0.8	0.1	4.3	2.8	248	7	87	24
洋菜	166	19.4	0.3	0.0	78.3	73.6	67	11	248	73
海苔片	227	8.6	46.5	3.7	32.1	26.5	387	2675	298	336
寒天脆藻	8	96.6	0.0	0.0	2.5	1.1	12	2	35	0

菇类

名称	修正热量（kcal）	水分（g）	粗蛋白（g）	粗脂肪（g）	总碳水化合物（g）	膳食纤维（g）	钠（mg）	钾（mg）	钙（mg）	镁（mg）
木耳	24	89.9	0.9	0.1	8.8	7.4	12	56	27	17
干木耳	224	7.3	13.8	0.7	74.7	57.7	28	1470	113	143
银耳	12	94.0	0.5	0.2	4.8	5.1	5	147	16	7
草菇	32	88.9	3.8	0.3	5.9	2.1	3	411	4	12
松茸	33	89.8	3.1	0.5	5.9	1.4	1	201	1	12
香菇	31	88.6	3.0	0.1	7.6	3.8	1	277	3	16
干香菇	250	8.2	20.9	1.6	64.9	37.1	9	2016	31	118
袖珍菇	25	91.3	3.3	0.1	4.6	1.3	1	248	1	13
杏鲍菇	35	88.1	2.7	0.2	8.3	3.1	3	272	1	12
金针菇	33	89.1	2.6	0.3	7.2	2.3	2	385	1	13
舞菇	27	92.2	1.4	0.1	5.8	0.3	1	229	0	8
鸿禧菇	25	90.8	2.9	0.1	5.3	2.2	2	339	2	10
美白菇	24	91.8	2.4	0.3	4.8	1.5	2	394	3	12
洋菇	23	92.1	3.0	0.2	3.8	1.3	19	262	4	9
猴头菇	26	91.0	2.1	0.3	5.9	2.3	2	314	2	7

豆类

名称	修正热量（kcal）	水分（g）	粗蛋白（g）	粗脂肪（g）	总碳水化合物（g）	膳食纤维（g）	钠（mg）	钾（mg）	钙（mg）	镁（mg）
白凤豆	296	12.7	23.8	2.1	58.2	19.6	0	1273	111	158
米豆	317	10.5	21.7	2.4	62.2	15.7	19	1129	63	159

续表

名称	修正热量（kcal）	水分（g）	粗蛋白（g）	粗脂肪（g）	总碳水化合物（g）	膳食纤维（g）	钠（mg）	钾（mg）	钙（mg）	镁（mg）
花豆	288	14.7	21.2	1.7	59.0	19.3	11	1156	108	159
红豆	290	13.9	20.9	0.6	61.5	18.5	1	1203	87	162
黑豆	273	22.0	28.8	8.2	37.0	22.4	2	1536	176	182
毛绿豆	312	9.9	22.1	1.2	63.6	16.3	3	1214	100	159
绿豆	312	10.1	22.8	1.1	63.0	15.8	1	948	108	172
冬粉	349	12.1	0.1	0.1	87.5	1.4	10	13	2	6
宽粉	347	12.3	0.1	0.1	86.9	1.0	4	45	26	7
冻菜豆荚	52	84.8	3.4	0.1	10.8	2.5	2	282	86	30
毛豆	107	68.2	13.8	2.5	13.7	8.7	1	629	84	69
毛豆仁	116	67.9	14.6	3.3	12.5	6.4	1	654	44	65
带荚毛豆	97	68.6	12.9	1.7	15.0	11.0	1	604	123	74
冻毛豆仁	121	69.8	12.5	6.1	9.8	6.5	359	304	86	70
黄豆	359	11.3	35.6	15.7	32.9	14.5	12	1667	194	215
黄豆胚芽	151	58.4	16.8	7.0	15.7	14.4	7	848	72	104
黄豆粉	374	9.4	37.4	16.7	32.2	13.1	2	1647	144	206
豌豆仁	108	67.8	9.2	0.4	21.7	7.5	3	372	39	50
豌豆荚	34	89.2	2.9	0.2	7.1	3.2	4	118	49	26
大豌豆荚	44	87.2	2.4	0.0	9.9	2.3	0	242	36	27
甜豌豆荚	37	88.8	3.0	0.2	7.4	2.7	2	173	46	22
鹊豆荚	24	91.6	2.4	0.3	5.1	3.4	2	210	44	27
盐酥蚕豆	409	2.7	26.9	20.9	46.3	23.1	386	814	38	93
红扁豆仁	308	12.4	25.3	2.1	58.3	16.9	1	828	22	60

肉类

名称	修正热量（kcal）	水分（g）	粗蛋白（g）	粗脂肪（g）	总碳水化合物（g）	膳食纤维（g）	钠（mg）	钾（mg）	钙（mg）	镁（mg）
牛小排	325	57.7	15.1	28.9	0.0		60	254	9	16
牛肋条	225	63.3	18.6	16.2	1.1		81	347	10	15
沙朗牛排	162	68.8	20.4	8.3	1.5		46	370	7	20
板腱	166	70.0	19.8	9.0	0.2		70	302	5	21
腓力牛排	184	67.5	20.6	10.7	0.1		47	366	5	22
牛后腿肉	122	71.5	19.4	4.3	3.7		58	357	7	24
牛肚	73	84.4	13.9	1.5	0.0		89	25	36	13
牛筋	157	67.3	21.7	7.2	3.3		50	352	10	4
猪大里脊	212	65.3	19.2	14.4	0.0		40	340	4	15
猪大排	214	65.8	19.1	14.7	0.0		55	318	28	19
猪小排	287	57.7	18.0	23.3	0.0		74	254	33	18
猪绞肉	212	67.3	18.7	14.6	0.0		58	316	9	21
猪脚	252	64.0	20.7	18.2	0.0		92	157	20	11
猪蹄膀	331	54.5	17.1	28.6	0.0		50	184	5	14
猪脚筋	72	86.1	14.4	1.1	0.0		44	0	21	2
猪脑	125	79.2	10.8	8.7	0.0		120	294	3	14
全鸡均值	216	66.6	17.7	15.6	0.0		52	175	6	14
土鸡	188	69.4	19.0	11.9	0.0		70	116	10	18
肉鸡	248	65.0	16.1	19.9	0.0		44	228	1	6
乌骨鸡	213	65.4	17.9	15.1	0.8		42	180	7	18
烤鸡	233	58.2	22.8	14.2	3.6		195	215	5	20
里脊肉	109	75.5	24.2	0.6	0.0		58	351	3	29
去皮清肉	119	74.1	23.3	2.1	0.0		50	314	4	30

续表

名称	修正热量（kcal）	水分（g）	粗蛋白（g）	粗脂肪（g）	总碳水化合物（g）	膳食纤维（g）	钠（mg）	钾（mg）	钙（mg）	镁（mg）
去皮鸡胸	104	77.0	22.4	0.9	0.0		49	310	1	28
带皮鸡胸	219	68.4	19.3	15.1	0.0		47	285	9	23
骨腿	172	71.6	18.0	10.5	0.0	0.0	68	213	10	17
清腿	157	72.9	18.5	8.7	0.0	0.0	117	256	4	21
棒棒腿	150	73.0	18.9	7.7	0.0		139	245	5	20
鸡排	183	71.0	17.1	12.2	0.0		86	249	6	21
二节鸡翅	228	66.8	19.8	15.9	0.0		68	104	6	11
三节鸡翅	198	69.2	19.0	13.0	0.0		66	174	5	15
肉鸡翅根	210	65.8	17.8	14.8	1.0		70	205	7	18
鸡绞肉	131	71.3	27.4	1.6	0.0		38	325	5	30
鸭腿	282	57.1	14.4	24.5	3.4		48	243	6	16
鸭血	29	93.7	6.0	0.3	0.0		131	9	5	2
鹅肉	187	66.8	15.6	13.4	2.4		54	234	11	15
火鸡肉	141	72.3	21.1	5.6	0.0		51	362	3	25

鱼贝类

名称	修正热量（kcal）	水分（g）	粗蛋白（g）	粗脂肪（g）	总碳水化合物（g）	膳食纤维（g）	钠（mg）	钾（mg）	钙（mg）	镁（mg）
魟鱼	106	76.2	24.8	0.1	0.0		168	324	4	27
灰海鳗	97	77.7	20.5	1.0	0.0		83	377	62	31
银鱼	56	86.0	11.1	0.9	0.0		456	92	157	70

续表

名称	修正热量（kcal）	水分（g）	粗蛋白（g）	粗脂肪（g）	总碳水化合物（g）	膳食纤维（g）	钠（mg）	钾（mg）	钙（mg）	镁（mg）
遮目鱼	200	66.0	21.8	11.9	0.0		96	213	16	36
草鱼	91	78.8	17.2	2.0	0.8		37	376	63	24
鲤	91	79.1	14.5	3.2	2.1		38	333	21	22
斑海鲶	86	79.6	19.2	0.5	0.0		115	322	5	30
香鱼	147	75.1	18.5	7.5	0.0		53	311	27	24
大西洋鲑	221	66.1	20.2	14.9	0.0		45	335	6	26
斑鳍飞鱼	94	76.5	22.0	0.1	0.2		54	429	12	36
金鳞鱼	85	78.0	19.5	0.2	1.3		61	337	7	31
褐菖鲉	80	81.1	18.3	0.2	0.0		67	330	26	30
白鲈	76	79.8	17.7	0.1	1.0		55	432	4	27
斑带石斑	90	79.6	20.2	0.5	0.0		91	309	19	25
日本甘鲷	85	79.6	18.7	0.6	0.0		86	394	9	31
白马头鱼	91	78.4	19.2	1.0	0.1		63	431	9	34
鲯鳅	107	76.0	21.8	1.5	0.0		55	474	6	29
海鲡	106	77.4	20.4	2.1	0.0		131	323	6	31
竹筴鱼	116	74.5	23.0	2.0	0.0		88	388	73	46
杜氏鰤	115	74.1	21.9	2.4	0.2		41	452	7	34
乌鲳	92	78.0	20.4	0.5	0.0		114	608	8	31
松鲷	98	78.2	18.2	2.3	0.1		76	401	5	27
金线鱼	119	76.3	20.9	3.3	0.0		103	329	21	31
真鲷	110	75.5	20.6	2.5	0.2		60	427	9	31
大黄鱼	142	74.3	16.8	7.8	0.2		40	280	8	20
鲷鱼片	110	74.8	18.2	3.6	2.5		46	341	14	27

续表

名称	修正热量（kcal）	水分（g）	粗蛋白（g）	粗脂肪（g）	总碳水化合物（g）	膳食纤维（g）	钠（mg）	钾（mg）	钙（mg）	镁（mg）
白带鱼	102	77.6	19.6	2.0	0.0		54	291	5	16
大目鲔	103	74.5	23.9	0.1	0.0		41	441	3	42
正鲣	149	70.8	23.1	5.6	0.0		50	408	8	35
花腹鲭	144	70.5	23.9	4.6	0.0		36	368	27	36
鲭鱼	417	45.2	14.4	39.4	0.2		56	308	7	24
银鲳	132	75.2	16.8	6.7	0.2		315	183	8	35
秋刀鱼	314	54.3	18.8	25.9	0.0		55	236	11	23
翻车鲀皮	59	93.0	13.7	0.1	0.0		242	12	9	3
鲷鱼下巴	245	65.5	16.1	19.6	0.0		38	224	62	22
鲨鱼皮	58	88.8	13.5	0.1	0.0		221	2	1020	8
鮟鱇鱼肝	136	74.8	13.6	8.6	1.9		188	169	13	24
旗鱼肚	99	73.8	22.5	0.4	2.9		292	230	36	52
鲔鱼肚	106	75.8	23.4	0.7	0.0		35	18	23	19
鲨鱼翅	186	60.2	43.5	0.0	0.0		7	2	46	26
鱼翅唇	47	91.2	9.9	0.6	0.0		35	4	49	11
小鱼干	335	16.1	69.2	4.4	0.0		1753	738	2213	209
鳊鱼干	354	18.4	66.3	7.9	1.1		406	1011	2804	230
香鱼片	307	20.0	36.1	0.7	39.1		1239	340	55	48
柴鱼片	383	10.9	76.5	6.2	2.6		43	1022	44	105
胭脂虾	114	77.2	13.8	6.1	0.7		462	176	57	52
白对虾	103	76.1	21.9	1.0	0.0		242	297	98	47
草对虾	100	75.3	22.0	0.7	1.0		150	87	5	16
蓝对虾	95	77.2	20.9	0.6	0.0		135	310	54	38

续表

名称	修正热量（kcal）	水分（g）	粗蛋白（g）	粗脂肪（g）	总碳水化合物（g）	膳食纤维（g）	钠（mg）	钾（mg）	钙（mg）	镁（mg）
锯缘青蟹	122	67.1	20.9	3.6	6.5		309	255	79	57
蛙形蟹	72	78.2	16.6	0.1	2.8		343	303	178	74
大头虾仁	40	89.2	8.8	0.2	0.0		765	43	53	24
明虾仁	52	88.0	11.9	0.1	0.0		252	19	38	10
蟹脚肉	52	84.2	11.6	0.2	1.3		591	71	319	84
虾皮	155	45.3	33.6	1.3	2.7		4273	468	1381	283
虾米	264	28.7	57.1	2.2	0.0		3186	708	1075	250
牡蛎	54	83.0	9.4	1.6	4.2		148	202	84	50
西施舌	53	83.2	8.9	1.6	5.4		36	91	14	124
大文蛤	21	91.0	4.4	0.2	1.5		774	124	48	91
文蛤	37	87.3	7.6	0.5	2.7		446	104	106	47
乌贼	57	82.7	12.2	0.6	3.7		68	81	10	33
章鱼	61	84.6	13.0	0.6	0.9		230	55	14	44
阿根廷鱿	71	84.8	12.4	2.0	0.4		57	8	14	12
九孔螺	73	76.2	15.0	1.0	5.8		327	290	46	99
鲍鱼	69	73.1	15.8	0.1	9.5		199	243	34	139
干贝	57	82.3	12.7	0.4	1.7		949	51	6	11
白海参	32	92.7	7.4	0.1	0.0		51	1	65	29
黑乌参	29	93.1	6.5	0.1	0.0		64	1	63	23
海蜇皮	19	70.0	4.4	0.0	2.2		8127	153	31	163

蛋类

名称	修正热量（kcal）	水分（g）	粗蛋白（g）	粗脂肪（g）	总碳水化合物（g）	膳食纤维（g）	钠（mg）	钾（mg）	钙（mg）	镁（mg）
鸡蛋	134	75.9	12.5	8.8	1.8		140	136	43	11
土鸡蛋	129	76.5	12.9	8.1	1.7		140	126	43	12
乌骨鸡蛋	160	72.3	12.7	11.6	2.4		120	135	54	10
鸡蛋白	50	87.6	11.2	0.1	0.5		183	146	6	12
鸡蛋黄	308	52.8	15.2	26.8	3.6		56	124	158	10
水波蛋	147	75.9	11.6	10.7	0.8		92	109	50	10
水煮蛋	144	74.0	14.0	9.2	1.7		124	129	53	13
皮蛋	127	74.7	12.5	8.1	3.0		599	134	45	9
茶叶蛋	141	73.3	13.7	9.1	2.2		444	110	50	13
鸭蛋	187	71.2	13.1	14.4	0.2		149	156	67	14
鹌鹑蛋	172	72.1	12.7	13.0	1.2		142	167	51	11
鸽蛋	96	80.8	10.2	5.7	2.5		143	127	25	9
鹅蛋	179	70.2	10.0	15.0	3.2		134	130	49	11

乳品类

名称	修正热量（kcal）	水分（g）	粗蛋白（g）	粗脂肪（g）	总碳水化合物（g）	膳食纤维（g）	钠（mg）	钾（mg）	钙（mg）	镁（mg）
高脂鲜乳	73	85.8	3.2	4.0	6.1		39	140	116	13
全脂鲜乳	63	87.9	3.0	3.6	4.8		38	147	100	10
中脂鲜乳	48	89.4	3.1	1.9	4.8		46	157	107	13
低脂鲜乳	43	90.0	3.1	1.3	5.0		36	137	98	9

续表

名称	修正热量（kcal）	水分（g）	粗蛋白（g）	粗脂肪（g）	总碳水化合物（g）	膳食纤维（g）	钠（mg）	钾（mg）	钙（mg）	镁（mg）
高脂灭菌乳	71	87.7	3.1	5.1	3.4		32	147	104	10
全脂灭菌乳	62	87.7	3.0	3.4	5.1		55	166	95	11
中脂灭菌乳	48	89.3	3.2	1.8	4.8		52	179	80	9
全脂奶粉	504	2.8	26.4	28.2	37.0		337	1164	912	94
脱脂奶粉	360	4.0	37.1	0.9	50.0		386	960	774	124
切片干酪	293	47.2	18.3	23.7	5.9	8.7	1594	70	606	25
高脂鲜羊乳	65	87.7	3.4	4.0	4.2		37	183	110	14
中脂鲜羊乳	48	90.2	2.7	2.4	3.9		34	102	63	9
灭菌羊乳	59	88.6	3.0	3.3	4.5		46	156	105	12
全脂羊奶粉	514	2.1	26.3	30.3	35.0		229	1513	959	105

油脂类

名称	修正热量（kcal）	水分（g）	粗蛋白（g）	粗脂肪（g）	总碳水化合物（g）	膳食纤维（g）	钠（mg）	钾（mg）	钙（mg）	镁（mg）
牛油	764	7.2	0.0	85.5	2.4		3	3	6	0
猪油	890	0.3	0.0	99.7	0.0					
鸡油	891	0.3	0.0	99.8	0.0					
大豆油	884	0.1	0.0	100.0	0.0					
玉米油	883	0.0	0.0	99.8	0.1					
米油	883	0.0	0.0	99.9	0.0					
亚麻籽油	820	0.1	0.2	92.8	6.9					
白芝麻油	884	0.1	0.1	100.0	0.0					

续表

名称	修正热量（kcal）	水分（g）	粗蛋白（g）	粗脂肪（g）	总碳水化合物（g）	膳食纤维（g）	钠（mg）	钾（mg）	钙（mg）	镁（mg）
黑芝麻油	881	0.1	0.1	99.7	0.2					
花生油	883	0.1	0.0	99.9	0.0					
油菜籽油	883	0.1	0.0	99.9	0.0					
芥花油	883	0.1	0.0	99.9	0.0		2	1	5	0
南瓜子油	883	0.1	0.0	99.9	0.0					
红花籽油	884	0.1	0.0	100.0	0.0					
核桃油	883	0.1	0.0	99.9	0.0					
茶油	883	0.1	0.0	99.9	0.0		1	2	5	3
油茶油	883	0.1	0.0	99.9	0.0		1	2	5	3
椰子油	883	0.1	0.0	99.9	0.0					
葵花籽油	884	0.1	0.0	100.0	0.0					
葡萄籽油	884	0.1	0.0	100.0	0.0					
橄榄油	884	0.1	0.0	100.0	0.0					
烤酥油	883	0.1	0.0	99.9	0.0					
调和植物油	887	0.1	0.0	100.3	0.0					
奶油	716	16.1	0.6	80.1	2.3		315	18	20	2

饮料类

名称	修正热量（kcal）	水分（g）	粗蛋白（g）	粗脂肪（g）	总碳水化合物（g）	膳食纤维（g）	钠（mg）	钾（mg）	钙（mg）	镁（mg）
麦茶	18	95.5			4.4		18	9	1	1
黑麦汁	52	87.0	0.3	0.0	12.6	0.1	6	24	2	4

续表

名称	修正热量（kcal）	水分（g）	粗蛋白（g）	粗脂肪（g）	总碳水化合物（g）	膳食纤维（g）	钠（mg）	钾（mg）	钙（mg）	镁（mg）
燕麦奶	42	89.9	1.0	0.8	8.1	1.1	14	31	4	8
木瓜牛奶	41	89.9	1.7	0.6	7.7	0.7	9	110	38	10
乌梅汁	57	85.6	0.3	0.2	13.8	0.2	10	44	7	4
黑枣茶	46	88.3	0.0		11.6	0.0	3	3	7	3
仙草蜜	35	91.0	0.0	0.0	8.8	0.1	48	15	13	2
冬瓜茶	33	91.7	0.0		8.3	0.0	16	2	3	1
姜母茶	28	92.9			7.0	0.0	26	13	2	2
姜茶包	399	0.3	0.3	0.3	98.7	0.0	14	177	3	10
芦荟露	43	89.0	0.0		10.9	0.1	8	13	6	3
豆浆	53	87.0	2.8	1.1	8.7	1.6	36	88	15	12
黑豆浆	39	90.7	1.1	0.6	7.4	0.1	21	60	3	8
黑豆茶	13	96.7			3.2		3	36	1	3
乳酸饮料	45	88.7	0.2	0.0	11.0	0.0	20	13	20	1
鲜奶可可	77	82.8	2.1	2.7	11.6	1.2	38	162	105	22
可可粉	415	2.3	20.8	22.8	43.8	24.7	26	5477	166	452
美式咖啡	2	99.3	0.2	0.1	0.3		2	62	2	5
拿铁咖啡	43	91.2	3.0	2.0	3.4		28	176	101	13
三合一咖啡	39	90.3	0.9	0.4	8.2	0.0	25	75	30	6
红茶	0	99.9	0.1		0.0	0.0				
乌龙茶	0	99.8	0.1		0.1	0.0	7	15	2	2
绿茶	22	94.5	0.0		5.4	0.0	9	3	0	1
无糖奶茶	27	94.9	2.0	1.4	1.4		12	62	33	4
三合一奶茶	42	89.7	0.5	0.3	9.5	0.0	18	35	11	2

续表

名称	修正热量（kcal）	水分（g）	粗蛋白（g）	粗脂肪（g）	总碳水化合物（g）	膳食纤维（g）	钠（mg）	钾（mg）	钙（mg）	镁（mg）
可乐	51	87.1			12.8	0.0	7	0	1	1
生啤酒	50	91.2	0.4	0.0	8.2		2	43	1	10
啤酒	49	91.0		0.0	8.9		3	31	0	8
陈年绍兴酒	133	79.0	1.8	0.0	19.1		3	27	1	16
白葡萄酒	90	85.4	0.1	0.0	14.2		3	116	6	6
红葡萄酒	93	84.9	0.1	0.0	14.8		3	122	6	5
运动饮料	28	92.7	0.1		7.0	0.0	41	18	2	1

调味料及香辛料类

名称	修正热量（kcal）	水分（g）	粗蛋白（g）	粗脂肪（g）	总碳水化合物（g）	膳食纤维（g）	钠（mg）	钾（mg）	钙（mg）	镁（mg）
八角	244	12.2	4.9	3.9	76.2	55.8	19	1049	23	104
小茴香粉	342	9.1	19.5	25.8	37.0	36.6	241	19465	795	411
山葵粉	360	7.7	10.1	6.1	72.9	13.5	13	898	246	137
五香粉	268	8.2	8.7	8.9	68.1	49.6	98	1328	646	267
甘草粉	265	7.8	9.2	3.6	73.4	40.1	109	715	1033	434
肉桂粉	241	10.2	4.2	2.9	78.8	53.7	10	515	1004	77
西洋芹片	271	6.0	24.4	6.8	49.9	23.4	91	5195	1149	407
咖喱粉	344	5.9	13.9	14.1	58.5	36.4	552	1717	755	294
咖喱块	505	2.1	5.6	34.5	45.4	4.9	4180	272	83	41
花椒粉	271	9.7	10.0	9.2	63.2	47.5	565	1368	1320	178
洋香菜片	265	7.6	24.4	7.5	47.7	25.0	28	2404	3073	663

名称	修正热量（kcal）	水分（g）	粗蛋白（g）	粗脂肪（g）	总碳水化合物（g）	膳食纤维（g）	钠（mg）	钾（mg）	钙（mg）	镁（mg）
洋葱粉	335	4.8	8.1	1.8	82.1	11.2	34	1022	264	102
白胡椒粉	288	10.6	3.7	1.1	78.8	26.3	120	116	420	403
红胡椒粒	320	17.9	5.9	13.7	59.3	27.4	81	942	276	107
黑胡椒粉	325	10.4	11.6	6.7	67.7	22.5	7	1280	326	165
绿胡椒粒	302	8.3	11.3	7.3	68.4	36.9	1179	57	641	37
迷迭香粉	342	6.3	5.9	21.9	59.8	47.4	5	950	1417	286
豆蔻粉	409	14.3	6.7	26.2	50.6	18.9	15	584	157	155
蒜粉	300	5.2	18.1	0.4	71.9	16.6	74	1184	13	163
辣椒粉	307	5.5	14.7	14.1	59.1	42.5	12	2179	63	211
罗勒片	222	10.9	23.3	5.8	46.1	35.5	26	2360	289	390
七味粉	370	9.0	15.8	24.1	45.8	46.5	39	1956	361	236
沙茶粉	477	4.5	15.0	28.8	47.0	15.1	2143	1053	294	179
豆酥	513	3.0	30.1	38.1	19.2	13.2	3129	475	220	140
味精	251	0.3	44.5		18.1		11656	1	13	1
高鲜味精	269	0.7	45.0		22.3		11879	1	9	7
鲜鸡精	261	1.5	10.8	10.1	33.3	2.9	17522	114	33	12
油葱酥	489	4.1	7.4	28.8	57.1	14.5	30	702	95	168
梅子粉	268	4.9	2.0	3.9	60.8	9.0	10507	206	37	18
椰子粉	606	2.7	7.2	60.3	27.8	14.3	29	717	9	104
蒜头酥	436	7.1	11.7	17.8	61.2	7.9	32	807	49	56
糖粉	399	0.5	0.0	0.2	99.3	0.2	1	3	4	1
姜粉	295	8.9	10.4	3.6	70.5	19.8	2849	19049	195	295
岩盐	2	0.1	0.0	0.1	0.4		34468	178	120	105

续表

名称	修正热量（kcal）	水分（g）	粗蛋白（g）	粗脂肪（g）	总碳水化合物（g）	膳食纤维（g）	钠（mg）	钾（mg）	钙（mg）	镁（mg）
低钠盐	11	0.7	0.0	0.0	2.8		18341	26007	289	44
味醂	220	44.8	0.5	0.0	54.5	0.0	108	6	2	2
红辣椒油	899	0.1	0.0	99.8	0.1		0	0	1	0
香油	883	0.1		99.9	0.0					
大骨高汤	49	77.2	4.2	0.7	6.6		4472	62	4	11
虾油	55	64.0	7.4	0.1	6.4	0.4	8411	272	39	184
米醋	10	97.5			2.4		8	6	2	3
糯米醋	17	95.5	0.1	0.0	4.1	0.0	81	18	3	2
高粱醋	27	93.2			6.8		3	1	0	1
薏仁醋	13	96.1			3.3		183	19	2	11
红醋	4	98.8	0.3	0.0	0.8	0.1	7	24	9	6
香醋	3	98.9			0.7		103	74	2	4
乌醋	37	86.5	0.5	0.0	8.7	0.0	1571	57	6	10
素食乌醋	42	83.6			10.4		2131	81	10	14
寿司醋	181	53.1			45.2		2159	15	1	1
鲜味露	74	54.5	20.1	0.1	0.0	0.1	7803	407	4	7
酱油	90	67.0	7.8		14.7		4997	390	3	55
薏仁酱油	83	65.5	9.3		11.5		4774	447	7	77
黑豆酱油	113	61.8	7.5	0.2	20.6	0.6	4077	343	14	51
淡色酱油	77	67.7	7.1	0.4	11.5	0.6	5278	358	30	56
低钠酱油	77	71.4	7.4		11.9		3508	372	3	46
高钾酱油	56	71.7	6.5		7.6		3260	2676	12	98
酱油膏	103	63.4	6.8		19.0		4050	327	2	48

名称	修正热量（kcal）	水分（g）	粗蛋白（g）	粗脂肪（g）	总碳水化合物（g）	膳食纤维（g）	钠（mg）	钾（mg）	钙（mg）	镁（mg）
黑豆油膏	146	54.7	7.8	0.1	28.6	0.4	3010	336	15	26
薄盐黑豆膏	124	60.4	7.6	0.1	23.3		2964	366	12	52
蚝油	156	45.6	6.5	0.1	32.2	0.1	5847	174	31	103
干贝酱	555	20.0	16.7	51.0	8.0	1.5	1109	203	116	54
牛肉酱	505	18.3	17.0	38.9	22.2	1.0	989	248	24	34
肉臊	397	46.0	9.5	38.1	4.2		941	294	9	21
素肉臊	477	29.3	12.4	42.6	12.5	2.9	1056	114	9	37
奶酪酱	209	64.4	8.8	17.0	6.9	3.3	403	117	499	21
炸酱	386	33.0	14.6	34.7	6.7	5.7	3545	467	83	66
素食炸酱	382	35.2	13.9	35.3	4.5	4.6	3474	433	84	70
海苔酱	218	37.8	6.4	0.0	49.3	2.3	1985	312	41	51
麻酱	620	0.9	20.8	52.8	21.3	11.8	4	529	794	287
麻酱酱包	667	5.0	13.2	64.0	11.8	4.9	1716	286	402	160
白酱	59	86.3	1.2	3.2	6.8	1.4	934	48	27	5
青酱	79	82.8	0.9	5.4	7.7	2.3	1211	67	39	11
意大利面酱	67	83.1	3.2	2.5	8.9	1.6	768	217	20	14
五味酱	138	60.9	1.3	0.8	31.9	1.0	1947	190	16	14
牛排酱	128	61.7	2.5	0.0	30.1	1.3	2113	121	16	19
羊肉炉酱	128	68.6	7.3	7.2	8.9	1.1	2945	152	173	28
沙拉酱	644	19.5	1.9	65.7	11.4	0.1	980	108	10	3
无蛋沙拉酱	479	33.8	1.8	44.0	19.0		549	9	4	2
千岛沙拉酱	514	31.1	1.0	49.3	16.7	0.4	631	61	10	4
和风沙拉酱	128	63.3	2.1	1.7	26.3	0.3	2853	158	15	21

续表

名称	修正热量（kcal）	水分（g）	粗蛋白（g）	粗脂肪（g）	总碳水化合物（g）	膳食纤维（g）	钠（mg）	钾（mg）	钙（mg）	镁（mg）
恺撒沙拉酱	336	48.4	1.4	29.1	17.3	0.4	1275	74	21	12
沙茶酱	721	5.4	10.2	71.8	10.4	3.7	421	355	202	56
素沙茶酱	665	8.6	7.6	66.0	11.4	2.8	1991	212	134	67
黄芥末酱	64	82.4	4.1	3.7	6.2	5.1	1154	134	55	51
山葵酱	328	22.0	1.1	5.9	70.2	5.3	265	38	22	7
金橘酱	80	74.8	0.5	0.4	19.5	2.1	1750	82	34	11
海鲜酱	226	39.2	1.8	2.2	50.3	1.4	2271	133	15	18
烤肉酱	155	54.2	5.2	0.8	32.1	0.7	2604	269	21	44
排骨酱	218	39.1	2.3	4.4	43.1	1.4	4196	278	6	25
甜辣酱	115	65.5	1.0	0.0	28.1	0.6	1968	123	9	14
甜面酱	212	43.9	4.5	2.4	44.0	1.7	1870	179	24	32
朝鲜酱	102	72.6	1.6	2.3	19.7	1.8	1502	127	5	14
日式照烧酱	227	38.9	3.0	0.5	52.6	0.1	1840	168	10	24
蒜蓉酱	279	51.8	4.2	20.0	21.2	1.2	817	220	11	13
辣蒜蓉酱	69	72.1	2.3	4.2	7.8	4.5	5043	260	8	43
辣椒酱	73	68.9	2.6	2.9	11.5	4.7	4948	226	37	44
葱酱	145	68.1	2.2	6.8	19.5	1.8	1122	151	22	20
糖醋酱	129	65.4	1.9	2.6	25.1	0.7	1858	193	8	12
番茄酱	111	67.8	1.6	0.1	26.7	1.4	1116	392	11	21
姜蓉酱	61	85.1	1.0	2.6	9.4	1.7	646	199	6	25
蘑菇酱	56	87.3	1.5	2.4	7.7	1.3	355	90	6	9
米豆酱	123	59.7	7.4	3.0	17.9	2.5	435	411	55	75
蒜味豆豉酱	264	44.9	9.5	17.0	19.7	2.7	3150	380	44	52

名称	修正热量（kcal）	水分（g）	粗蛋白（g）	粗脂肪（g）	总碳水化合物（g）	膳食纤维（g）	钠（mg）	钾（mg）	钙（mg）	镁（mg）
豆酥酱	660	9.0	12.2	64.5	10.4	5.6	1207	265	87	66
豆瓣酱	170	51.8	14.2	8.1	12.2	4.1	5042	689	19	92
辣豆瓣酱	90	66.4	4.5	3.3	13.1	5.2	4380	354	27	48
味噌	206	40.1	10.6	4.5	33.1	4.5	4153	345	43	57
红曲酱	161	52.5	4.6	0.5	35.0	1.2	2687	37	6	16
韭花酱	24	79.5	2.1	0.3	4.5	2.7	5063	295	61	47
香椿酱	522	34.8	8.1	56.7	0.0	5.0	962	305	160	59
麻婆酱	185	59.2	2.9	9.5	23.1	2.6	1753	167	9	28
虾酱	99	46.4	19.6	1.7	1.3		10132	406	1077	277
法式奶酥酱	596	7.3	6.7	46.5	37.6		177	331	200	18
巧克力酱	272	31.2	2.0	0.8	65.4	2.1	68	185	15	43
草莓果酱	269	33.3	0.4	1.2	65.0	1.6	22	53	7	5
葡萄果酱	258	37.0	0.0	1.9	60.9	1.5	52	12	6	3
桑葚果酱	225	43.4	0.9	0.4	54.9	1.1	1	121	32	9
白芝麻酱	665	0.5	20.0	60.4	15.3	10.0	30	508	636	230
黑芝麻酱	653	1.9	10.6	57.4	27.0	6.8	107	250	637	189
花生酱	635	1.0	24.0	54.3	17.9	10.6	306	572	22	173
洋葱面包酱	273	61.7	1.0	26.1	9.5	1.9	535	128	13	9
法式香蒜酱	790	8.4	1.1	85.7	3.8	0.5	477	58	9	4
液体奶精	262	66.4	3.9	26.3	2.5		217	44	20	2
奶精粉	544	2.7	2.2	33.0	59.5		158	846	1	1
低脂奶精粉	450	3.8	2.1	15.7	75.2		99	1006	2	2
黄芪水	14	95.9	0.9	0.0	2.9	0.1	2	75	9	19

续表

名称	修正热量（kcal）	水分（g）	粗蛋白（g）	粗脂肪（g）	总碳水化合物（g）	膳食纤维（g）	钠（mg）	钾（mg）	钙（mg）	镁（mg）
黄芪片	258	12.5	14.9	1.6	68.7	33.0	16	797	136	144
椰浆	207	76.5	1.1	23.1	0.0	0.3	23	183	4	31
炸排粉	340	8.8	11.9	1.8	70.0	1.8	2927	125	18	34
炸鸡粉	320	7.8	8.3	1.7	71.0	6.2	3790	220	19	61
五香蒸肉粉	345	9.9	10.3	1.1	74.8	2.4	1211	555	9	45
热狗粉	352	10.4	8.4	0.9	78.4	1.4	315	191	8	26
面包粉	365	8.4	14.4	1.5	74.6	2.5	256	129	20	36
酵母粉	304	5.9	46.3	0.0	40.4	21.3	140	1770	119	123

加工调理食品类

名称	修正热量（kcal）	水分（g）	粗蛋白（g）	粗脂肪（g）	总碳水化合物（g）	膳食纤维（g）	钠（mg）	钾（mg）	钙（mg）	镁（mg）
广东粥	88	82.3	4.9	4.2	7.7	0.2	271	53	5	6
火腿炒饭	185	58.7	5.0	5.6	29.7	2.0	220	57	23	9
虾仁炒饭	143	64.8	4.7	3.4	24.6	2.7	222	44	24	10
肉松饭团	215	51.2	5.8	5.5	36.6	1.9	224	74	12	9
糯米饭团	333	37.0	5.9	17.6	38.3	1.1	393	86	15	22
肉粽	234	51.0	8.2	8.8	30.7	0.6	343	106	8	21
碱粽	132	68.7	2.1	1.7	26.8	0.5	214	25	5	6
冻筒仔米糕	211	53.0	6.5	5.8	33.6	0.7	331	95	6	15
筒仔米糕	244	48.3	6.6	8.6	35.5	1.1	299	79	16	18
炒河粉	147	66.9	4.2	4.2	23.7	1.2	307	86	4	8

续表

名称	修正热量（kcal）	水分（g）	粗蛋白（g）	粗脂肪（g）	总碳水化合物（g）	膳食纤维（g）	钠（mg）	钾（mg）	钙（mg）	镁（mg）
牛肉泡面	472	6.9	9.6	24.9	53.2	1.8	2077	186	13	30
鲜虾泡面	471	6.1	9.6	23.8	55.5	1.7	1889	149	52	34
担仔面	119	76.3	4.4	6.5	11.9	2.5	312	83	6	12
火腿三明治	272	46.5	10.9	13.2	28.2	1.3	426	144	33	22
冻叉烧包	261	38.7	8.8	4.3	47.5	1.3	167	88	25	16
冻水晶包	208	56.3	4.8	7.8	30.4	1.5	193	78	7	10
水晶饺	189	55.6	2.8	3.5	36.8	0.7	348	72	19	10
冻牛肉水饺	218	57.0	8.9	10.7	22.1	1.2	383	174	4	16
冻猪肉水饺	206	58.0	8.1	9.7	22.1	0.9	447	160	18	17
冻芋泥包	257	38.2	6.6	3.3	51.3	2.4	46	130	16	18
冻豆沙包	239	39.2	7.4	0.3	52.6	1.7	60	103	21	21
冻芝麻包	351	28.8	7.2	14.0	49.4	0.6	24	139	4	20
冻莲蓉包	288	33.3	7.9	5.5	52.8	2.4	82	67	24	18
冻叉烧包	274	39.9	7.1	8.4	43.6	2.3	210	93	6	18
冻牛肉包	265	37.4	10.8	4.6	46.1	1.8	261	122	5	17
冻猪肉包	269	44.0	7.6	10.3	37.2	1.5	230	114	19	17
小笼包	239	58.0	9.6	15.5	15.9	1.2	248	130	11	12
冻素菜包	225	45.2	8.6	2.4	42.8	1.1	244	100	28	19
竹笋包	203	53.8	6.9	5.5	32.9	2.6	348	60	14	10
冻可乐饼	112	73.1	3.6	2.3	19.8	1.1	338	79	7	11
猪血糕	192	51.2	8.6	0.9	37.8	0.9	414	83	9	16
鸭血糕	190	52.5	6.7	1.1	39.1	1.3	1739	58	14	15
肉圆	135	67.3	3.1	1.5	27.4	0.3	217	49	9	3

续表

名称	修正热量（kcal）	水分（g）	粗蛋白（g）	粗脂肪（g）	总碳水化合物（g）	膳食纤维（g）	钠（mg）	钾（mg）	钙（mg）	镁（mg）
清蒸虾肉丸	149	70.0	4.6	7.4	16.7	1.3	429	58	7	10
夏威夷比萨	266	41.4	12.0	8.7	35.9	2.0	437	125	157	18
冻火腿比萨	206	54.3	9.3	6.9	27.7	20.	405	240	32	20
油条	560	11.0	10.1	42.5	35.0	1.6	341	96	9	18
冷冻春卷	266	47.9	5.1	13.9	31.5	2.8	449	114	1	21
冷冻珍珠丸	220	56.8	9.5	10.8	21.7	1.0	313	166	7	14
韭菜盒子	210	59.7	7.5	11.3	20.3	1.4	287	180	59	20
甜酒酿	162	59.7	5.0	0.4	34.8	0.5	2	29	5	9
紫米酒酿	153	61.6	4.2	0.4	33.6	0.8	1	41	6	17
冻芝麻汤圆	343	31.8	4.8	14.8	48.2	0.9	3	45	61	30
冻花生汤圆	343	31.8	5.2	14.6	48.1	0.6	6	55	9	23
冻猪肉汤圆	284	44.1	6.5	12.8	35.9	0.4	210	72	6	10
葱油饼	300	34.3	8.3	9.3	46.9	2.4	257	63	19	11
冻葱油饼	245	37.5	9.1	1.1	50.5	1.3	602	88	8	21
蛋饼皮	228	45.7	5.7	3.7	43.7	1.3	291	77	15	20
烧饼	320	29.2	9.1	9.1	51.1	1.2	458	81	8	12
大饼包小饼	375	26.2	8.3	16.5	48.5	0.6	135	78	8	12
水煎包	163	64.0	4.3	5.4	25.2	2.0	310	129	41	15
牛肉馅饼	222	55.5	9.6	10.2	23.5	1.2	350	141	11	16
猪肉馅饼	324	46.3	6.2	23.3	23.1	1.5	290	117	15	12
冷冻烧卖	183	63.6	9.9	9.7	15.3	2.2	384	252	20	29
冻虾仁馄饨	177	58.9	9.1	4.3	26.5	2.3	316	127	33	20
冻猪肉馄饨	222	53.2	11.1	10.1	23.0	2.8	428	162	17	20

续表

名称	修正热量（kcal）	水分（g）	粗蛋白（g）	粗脂肪（g）	总碳水化合物（g）	膳食纤维（g）	钠（mg）	钾（mg）	钙（mg）	镁（mg）
冻菜肉馄饨	238	58.7	9.1	18.3	11.3	4.2	693	195	44	18
温州馄饨	141	72.5	6.5	7.4	12.4	0.6	381	87	7	6
猪肉锅贴	227	53.7	7.8	9.8	27.7	1.5	314	116	9	15
冻白馒头	274	32.7	7.4	2.4	57.0	2.3	91	87	9	17
白馒头	246	38.8	8.1	1.2	51.3	1.1	182	66	21	16
芋头馒头	150	61.6	5.7	0.6	31.5	2.2	71	131	17	16
花卷	224	44.2	5.7	1.9	47.0	1.5	425	74	14	13
坚果馒头	296	33.1	9.6	8.8	47.3	5.5	119	266	11	65
黑糖馒头	230	41.8	6.8	0.9	50.0	2.5	41	118	19	19
冻银丝卷	279	32.9	8.9	3.3	54.5	2.2	11	101	9	20
甘薯条	181	61.9	1.8	7.7	27.8	3.5	67	384	25	25
土豆条	146	67.0	2.2	4.8	25.2	3.5	18	357	11	23
韩式泡菜	30	89.7	2.0	0.4	5.8	2.8	487	244	63	18
花瓜罐头	86	73.9	2.9	0.1	18.9	1.0	1458	122	13	18
冻洋葱圈	275	41.5	4.0	11.0	41.5	2.8	503	173	130	19
佃煮黑豆	257	38.7	10.5	6.2	43.5	7.1	251	177	44	43
豆干丝	165	65.8	18.3	8.6	4.8	2.6	549	45	287	41
五香豆干	188	61.3	19.3	9.7	7.0	2.2	445	251	273	67
小方豆干	155	67.3	17.4	8.6	3.5	3.3	116	166	685	56
黑豆干	181	64.7	19.0	12.5	2.1	7.8	123	172	335	70
豆腐皮	197	59.6	25.3	8.8	4.5	0.6	23	382	62	96
炸豆皮	383	42.0	19.2	32.4	4.9	2.3	1	137	292	59

续表

名称	修正热量（kcal）	水分（g）	粗蛋白（g）	粗脂肪（g）	总碳水化合物（g）	膳食纤维（g）	钠（mg）	钾（mg）	钙（mg）	镁（mg）
豆豉	215	37.2	20.4	11.5	12.8	10.8	6075	642	146	90
豆枣	420	15.8	11.7	19.6	49.7	0.8	854	74	273	41
百页豆腐	215	66.0	13.4	17.0	2.4	0.5	425	17	33	6
传统豆腐	87	81.2	8.5	3.4	6.0	0.6	2	180	140	33
冻豆腐	124	75.0	12.9	6.5	4.5	2.2	8	109	240	49
三角油豆腐	137	75.6	12.7	9.1	1.5	0.7	1	196	216	57
嫩豆腐	50	89.9	4.9	2.7	2.0	0.8	32	165	13	36
鸡蛋豆腐	78	84.6	6.9	4.5	2.7	0.4	307	176	9	24
麻油辣腐乳	95	71.1	9.0	3.5	7.0	0.7	3675	124	137	44
油豆腐粉丝	143	70.1	6.9	6.2	15.7	1.6	162	99	110	15
冻素鸡块	203	57.3	14.2	8.1	19.0	1.2	456	58	8	14
叉烧肉	253	50.3	17.2	13.1	16.5		841	243	17	22
牛肉火腿	121	68.9	15.9	2.2	9.4		1200	304	18	15
猪肉火腿	144	66.0	16.5	4.4	9.6		1006	281	36	19
鸡肉火腿	142	66.2	15.3	4.1	11.2		1040	238	22	16
冻贡丸	238	61.6	16.6	19.0	0.0		580	195	6	17
冻鸡肉丸	202	63.1	10.5	12.3	12.3		597	104	10	14
牛肉干	329	17.9	30.3	4.0	43.0		1317	603	12	44
辣牛肉干	323	19.9	38.0	4.6	32.4		1537	676	5	42
猪肉干	328	19.5	30.0	4.7	41.3		1177	583	8	44
干猪肉条	338	18.6	43.2	6.6	26.5		1325	863	8	65
猪肉脯	441	16.0	33.4	25.1	20.3		1518	598	15	42
猪肉酥	550	1.8	33.0	35.6	24.3		1467	572	90	44

名称	修正热量（kcal）	水分（g）	粗蛋白（g）	粗脂肪（g）	总碳水化合物（g）	膳食纤维（g）	钠（mg）	钾（mg）	钙（mg）	镁（mg）
鸡肉酥	442	0.7	26.7	14.6	53.2	4.5	1644	193	16	39
肉羹	245	54.7	9.7	14.7	18.9	0.9	512	102	211	15
冷冻咕咾肉	181	64.3	6.4	9.5	18.3	1.5	395	174	16	13
牛肉香肠	298	48.5	20.7	20.5	7.8		792	334	11	17
香肠	349	41.2	17.0	25.3	13.3		1026	284	2	17
蒜味香肠	388	34.5	16.6	27.9	17.6		1021	310	6	18
魔芋香肠	289	42.8	19.4	14.9	19.3		1106	427	5	26
小巧香肠	369	41.8	15.1	29.6	10.5		912	261	2	14
鸡肉大香肠	283	46.6	22.4	16.3	11.8		914	323	16	23
鸡肉小香肠	459	30.5	13.9	37.7	15.9		699	216	8	12
培根	365	49.0	13.5	34.0	1.1		610	209	3	14
牛肉汉堡肉	246	58.9	14.4	18.5	6.3	1.5	302	197	14	13
热狗	267	56.4	13.3	20.2	8.2		607	145	14	11
德国香肠	272	55.9	15.9	21.4	4.6	1.4	547	201	18	16
猪脚冻	145	71.6	16.6	7.8	2.0		726	46	11	6
冷冻鸡块	229	57.1	15.3	13.2	12.3		596	200	7	20
腊五花肉	529	25.1	18.5	49.8	1.7		1539	221	5	20
腊猪腿肉	409	31.9	26.7	33.5	0.1		3220	270	11	33
冻干贝酥	144	61.2	8.3	0.2	27.7	1.0	802	80	190	13
天妇罗	175	59.6	12.4	4.6	21.1	0.2	684	96	17	15
冻墨鱼丸	162	65.5	12.7	7.0	13.0	1.9	456	131	11	34
冻墨鱼排	185	60.0	5.5	7.3	24.9	1.3	648	124	20	14
冻墨鱼块	179	62.7	11.3	7.5	17.0	0.8	508	67	5	24

续表

名称	修正热量（kcal）	水分（g）	粗蛋白（g）	粗脂肪（g）	总碳水化合物（g）	膳食纤维（g）	钠（mg）	钾（mg）	钙（mg）	镁（mg）
冻鳕鱼丸	87	77.1	8.5	0.0	13.1		459	8	19	12
冻鱼卷	125	67.0	13.8	0.3	17.1	0.7	401	180	16	20
冻鲔排	143	63.2	13.4	0.9	20.4		664	99	41	36
鱼肉脯	104	69.6	21.9	1.7	0.2		1482	132	966	126
鲭鱼肉脯	685	1.3	33.8	60.4	1.5		563	557	8	53
鱼肉松	470	2.6	28.2	20.2	43.8		1761	161	133	37
旗鱼松	476	2.3	31.3	21.9	38.4		1679	255	454	60
鲑鱼松	454	8.6	29.0	22.0	34.9		1500	348	257	39
冷冻旗鱼块	178	62.0	15.3	6.5	14.7		423	214	4	22
冷冻虾丸	123	69.3	10.8	2.3	14.7		780	47	406	17
冷冻虾卷	153	65.3	10.3	5.7	16.0	1.4	667	91	116	25
冷冻虾饼	123	69.6	9.6	2.1	17.3	1.6	337	63	48	19
冷冻鱿鱼圈	143	63.0	15.7	0.4	19.2		443	138	30	44
鲔鱼罐头	258	63.1	10.0	24.1	0.9	1.4	588	136	13	15
鲭鱼罐头	115	73.5	17.6	3.8	2.8	0.7	357	284	246	36
冻鱼卵卷	115	69.0	12.9	0.1	15.7		830	66	13	18
冻蟹味棒	116	69.2	9.3	0.3	19.0		694	69	90	17
冻小香肠	248	57.5	14.8	17.8	7.4	0.4	722	517	2	14
冻墨鱼饺	168	60.6	12.4	3.9	21.0		723	103	5	23
冻香菇饺	231	59.7	12.3	15.3	11.5	1.1	673	194	4	19
冻蛋饺	182	70.0	12.1	14.1	2.0	0.5	472	152	11	14
冻鱼饺	277	52.2	12.5	19.5	12.9		663	155	40	16
冻虾饺	273	53.1	11.4	19.3	13.5		622	145	52	16

续表

名称	修正热量（kcal）	水分（g）	粗蛋白（g）	粗脂肪（g）	总碳水化合物（g）	膳食纤维（g）	钠（mg）	钾（mg）	钙（mg）	镁（mg）
冻燕饺	315	47.0	12.8	22.3	15.7		604	210	5	19
冲泡海鲜汤	334	3.4	11.2	4.5	64.4	4.7	6118	237	77	32
冲泡玉米汤	364	3.4	4.4	5.9	74.7	2.8	4171	327	42	33

附录三

蛋白质摄取量的参考体重

身高	女性参考体重（千克）	男性参考体重（千克）
155 厘米	54～60	59～64
161 厘米	55～61	60～65
162 厘米	56～63	61～66
165 厘米	58～64	62～67
167 厘米	59～65	63～68
170 厘米	60～67	64～70
172 厘米	62～68	66～71
175 厘米	63～69	67～73
177 厘米	64～71	69～74
180 厘米	66～72	70～75
183 厘米	67～73	71～77
186 厘米		73～79
188 厘米		74～80
191 厘米		76～83
193 厘米		78～85

注：该表是沃莱克博士和菲尼医师用来计算蛋白质摄取的参考体重。每个人应该摄取的蛋白质不是根据实际体重，而是根据身高对应的参考体重或理想体重。

附录四

10道 生酮食谱

生酮饮食没那么难！自己在家就可以做。

把常用的高糖食材换成低糖或无糖食材，就可以轻松享用美食。

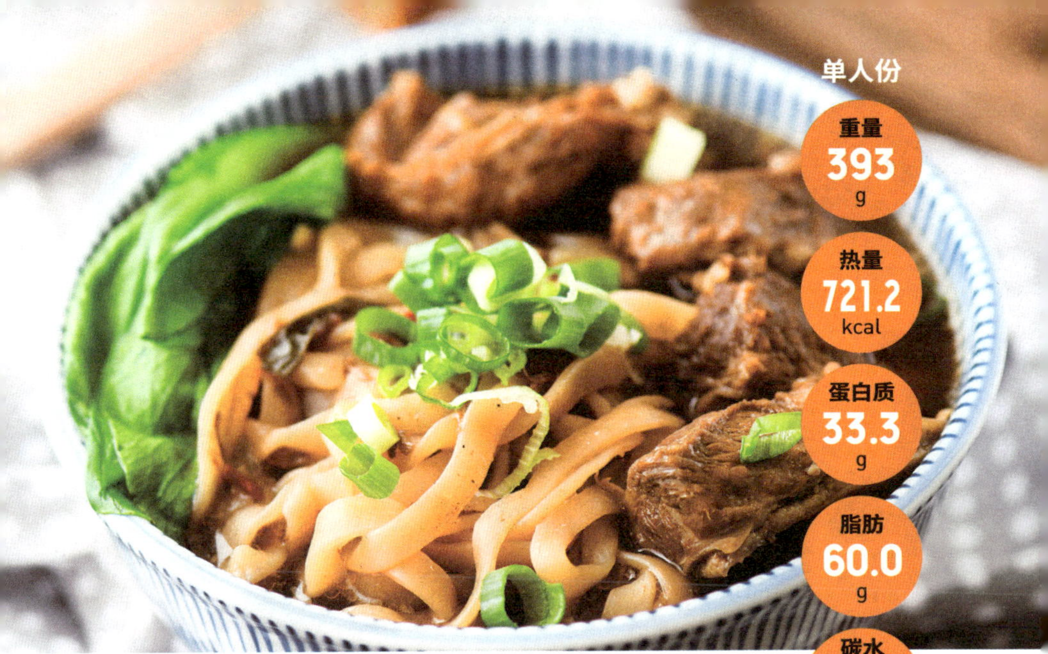

单人份

重量 393 g

热量 721.2 kcal

蛋白质 33.3 g

脂肪 60.0 g

碳水化合物 11.9 g

净碳水 6.1 g

经典红烧牛肉魔芋面

适合 2 人

材料

- ✓ 牛腩……405g
- ✓ 魔芋面条……100g
- ✓ 洋葱……50g
- ✓ 老姜……30g
- ✓ 葱……40g
- ✓ 牛肉面卤汁包……一包
- ✓ 赤藓糖醇……6g
- ✓ 无糖酱油……50ml

做法

1. 先将牛腩氽烫 30 秒，静置备用。
2. 爆香姜片、葱段、洋葱，再加入氽烫过的牛腩一起炒香。
3. 加入酱油拌炒后，再加水盖过食材，加入赤藓糖醇、卤汁包大火滚煮。
4. 沸腾后，关小火炖煮至牛腩软烂。
5. 氽烫魔芋面条，加入步骤 3 继续炖煮 5 分钟，帮助魔芋面条入味，起锅后洒上葱花即可上桌。

小贴士

1. 挑选无糖酱油烹调。
2. 选择牛腩肉，因为含有较高的脂肪。

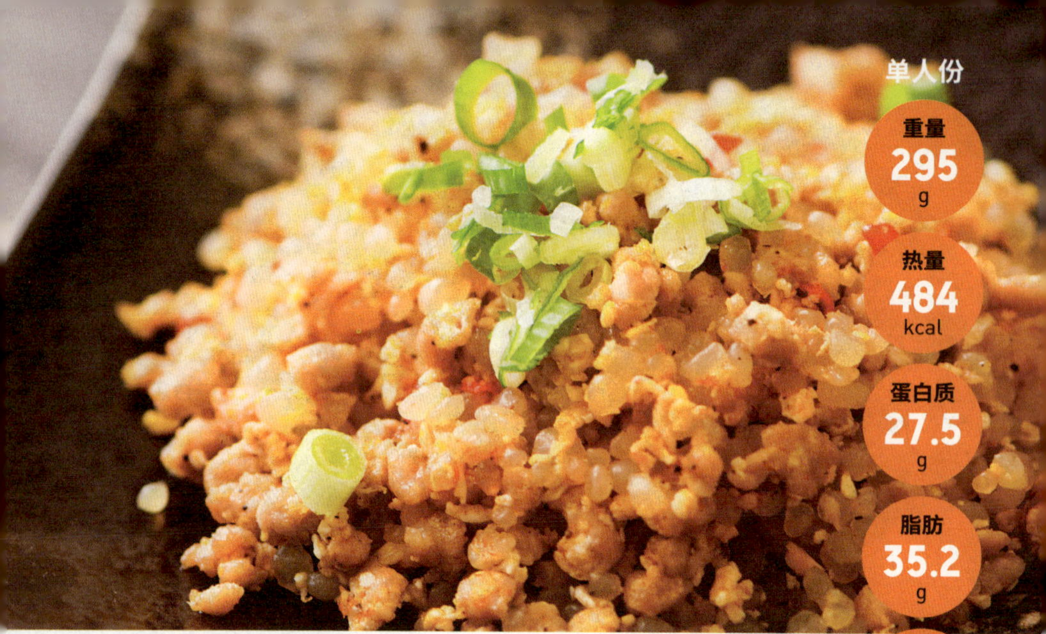

单人份

重量 295 g

热量 484 kcal

蛋白质 27.5 g

脂肪 35.2 g

碳水化合物 14.6 g

净碳水 2.3 g

洋葱猪肉炒魔芋饭

适合 1 人

材 料

- ✓ 猪肉馅……90g
- ✓ 魔芋米……100g
- ✓ 鸡蛋……1 颗
- ✓ 洋葱……35g
- ✓ 黑胡椒……少许
- ✓ 盐……少许
- ✓ 苦茶油……20ml
- ✓ 无糖酱油……少许
- ✓ 蒜头……少许
- ✓ 辣椒……1 支

做 法

1. 爆香蒜头、洋葱，加入猪肉馅炒香。
2. 加无糖酱油让猪肉上色后，加入蛋炒熟。
3. 加入魔芋米拌炒至粒粒分明，调味后即可起锅。

小贴士

为了让炒饭有粒粒分明的口感，可先将魔芋米烫熟后再拌炒 5 分钟。

黄金葱花煎饼

适合 3 人

材 料

- ✓ 小葱 …… 30g
- ✓ 芝士 …… 125g
- ✓ 鸡蛋 …… 1 颗
- ✓ 杏仁粉 …… 60g
- ✓ 黄豆粉 …… 60g
- ✓ 亚麻仁粉 …… 30g
- ✓ 植物纤维粉 …… 10g
- ✓ 猪油 …… 20ml
- ✓ 苏打粉 …… 5g
- ✓ 盐 …… 2g

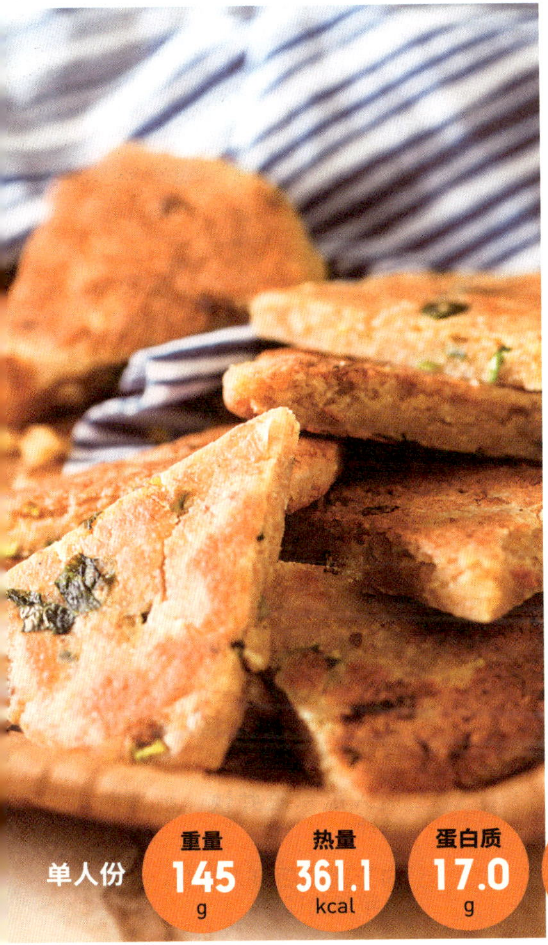

做 法

1. 混合所有干性粉状食材备用。
2. 打碎可拉丝的芝士后打入蛋混匀。
3. 将备好的干性粉状食材倒入混合成面团。
4. 面团中拌入切好的葱揉成葱香面团。
5. 入锅使用猪油小火慢煎，至表面金黄酥脆后，即可起锅。

单人份	重量	热量	蛋白质	脂肪	碳水化合物	净碳水
	145 g	361.1 kcal	17.0 g	29.2 g	7.5 g	3.0 g

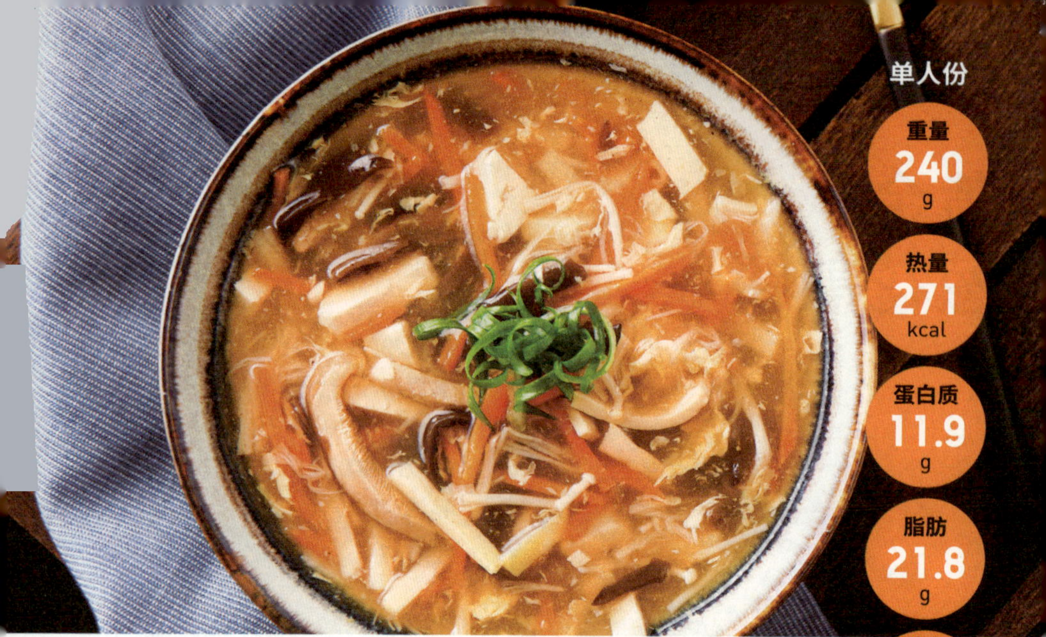

单人份

- 重量 240 g
- 热量 271 kcal
- 蛋白质 11.9 g
- 脂肪 21.8 g
- 碳水化合物 6.8 g
- 净碳水 5.2 g

酸辣汤

适合 5 人

材料

✓ 老豆腐	100g
✓ 猪血	125g
✓ 胡萝卜	70g
✓ 黑木耳	120g
✓ 竹笋	120g
✓ 猪肉丝	50g
✓ 水	900ml
✓ 蛋	2 颗
✓ 苹果醋	30ml
✓ 苦茶油	10ml
✓ 无糖酱油	30ml
✓ 赤藓糖醇	10g
✓ 瓜尔胶	6g
✓ 白胡椒粉、盐	适量

做法

1. 用酱油腌制猪肉丝。
2. 准备一小锅开水烫熟竹笋、猪血除腥并切丝，其他蔬菜料都切细丝备用。
3. 在锅内加入适量油先跟胡萝卜丝拌炒。
4. 加入水沸腾转小火。
5. 依次放入竹笋丝、黑木耳、猪血，再放入老豆腐，最后加入酱油以及盐调味。
6. 加入瓜尔胶并快速搅拌防止结块。
7. 勾芡完成后打入蛋花，最后加入苹果醋即可。

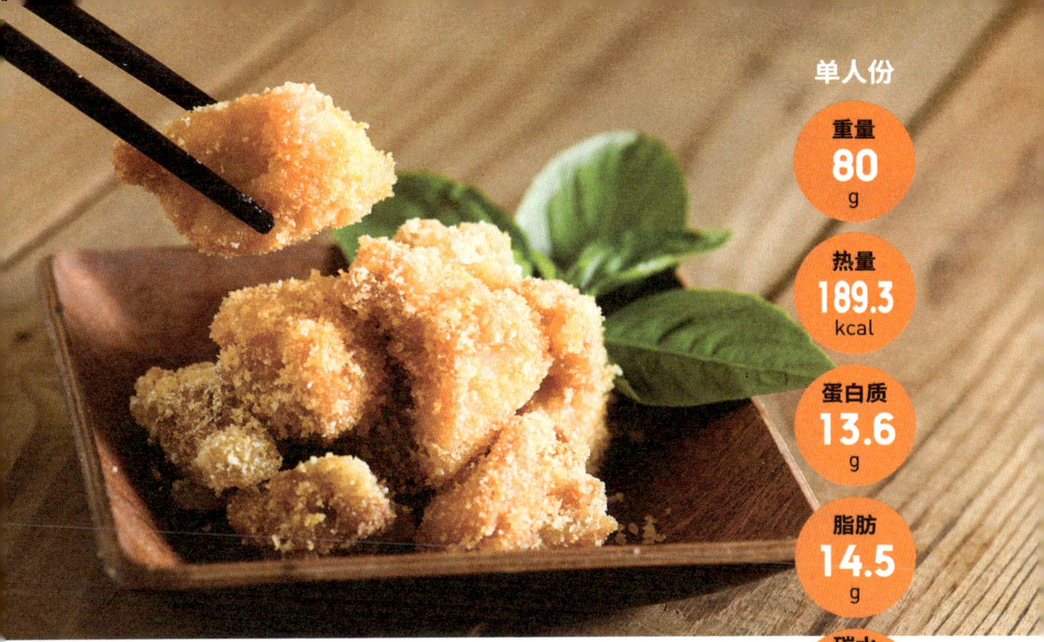

单人份

重量 80 g

热量 189.3 kcal

蛋白质 13.6 g

脂肪 14.5 g

碳水化合物 1.2 g

净碳水 0.5 g

无骨盐酥鸡

适合 5 人

材料

- ✓ 去骨鸡腿排 …… 250g
- ✓ 猪皮 …… 100g
- ✓ 无糖酱油 …… 10ml
- ✓ 蒜头 …… 20g
- ✓ 白胡椒 …… 适量
- ✓ 五香粉 …… 适量
- ✓ 米酒 …… 适量
- ✓ 盐 …… 适量
- ✓ 油 …… 适量

做法

1. 将猪皮煮熟打碎成粉状备用。
2. 腌好的去骨鸡腿切块，表面沾上猪皮粉，入油锅炸至金黄酥脆即可。

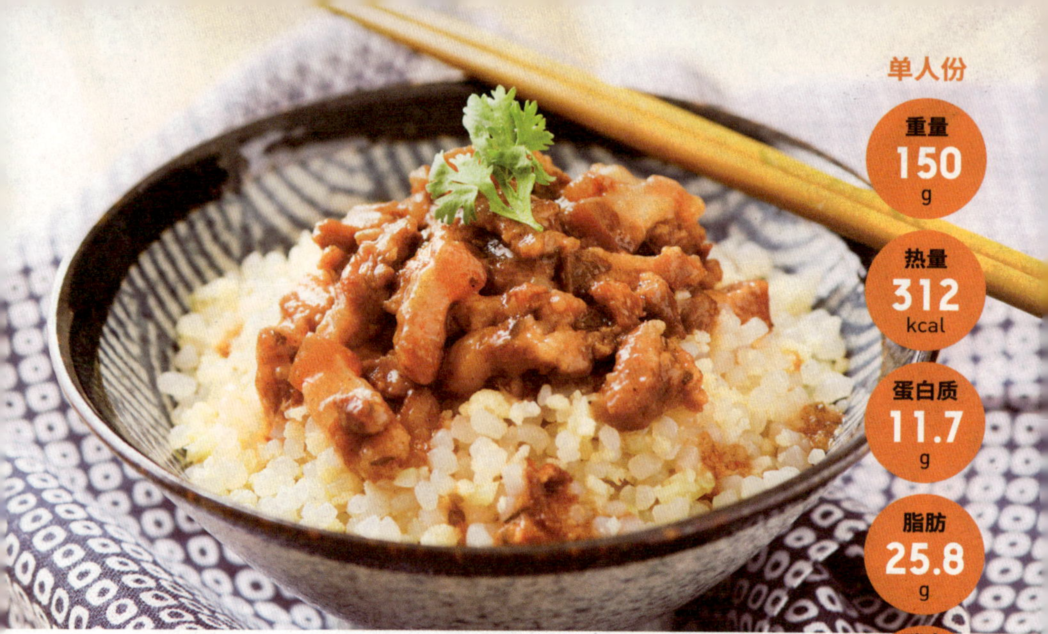

单人份

重量 150 g

热量 312 kcal

蛋白质 11.7 g

脂肪 25.8 g

碳水化合物 8.2 g

净碳水 2.5 g

卤肉魔芋饭

适合 5 人

材料

- ✓ 猪肉馅……350g
- ✓ 魔芋米……250g
- ✓ 花菜……100g
- ✓ 葱……40g
- ✓ 赤藓糖醇……6g
- ✓ 无糖酱油……25ml
- ✓ 红葱头……20g
- ✓ 蒜头……20g
- ✓ 白胡椒……适量
- ✓ 米酒……适量
- ✓ 盐……适量

做法（卤肉）

1. 先爆香红葱头、蒜头、葱，再加入猪肉馅炒香。
2. 加入水、无糖酱油、赤藓糖醇、白胡椒、米酒、盐。
3. 盖锅盖焖煮 1 小时至卤肉软弹。

做法（花菜魔芋饭）

1. 汆烫魔芋米约 1 分钟，备用。
2. 洗净花菜取花朵部分，切成小丁炒熟。
3. 混合魔芋米与花菜丁。

焗烤小番茄

适合 1 人

材 料

✓ 小番茄	40g
✓ 芝士	5g
✓ 橄榄油	1ml
✓ 意大利香料	少许

做 法

❶ 将小番茄切半后，铺上芝士，淋上橄榄油。

❷ 烤箱 140°C烤约 15 分钟（上色）取出。

❸ 撒上香料（可用其他焗烤用香料替代）即可。

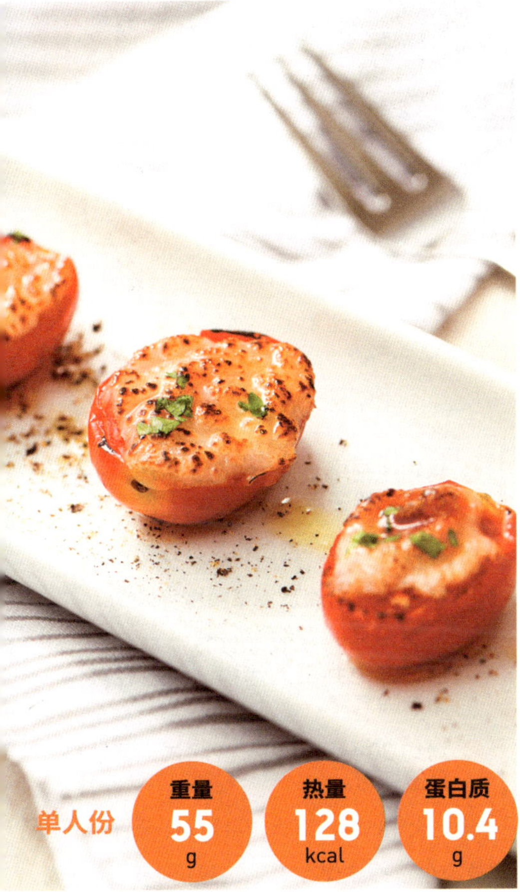

单人份	重量	热量	蛋白质	脂肪	碳水化合物	净碳水
	55 g	128 kcal	10.4 g	8.4 g	2.7 g	2.7 g

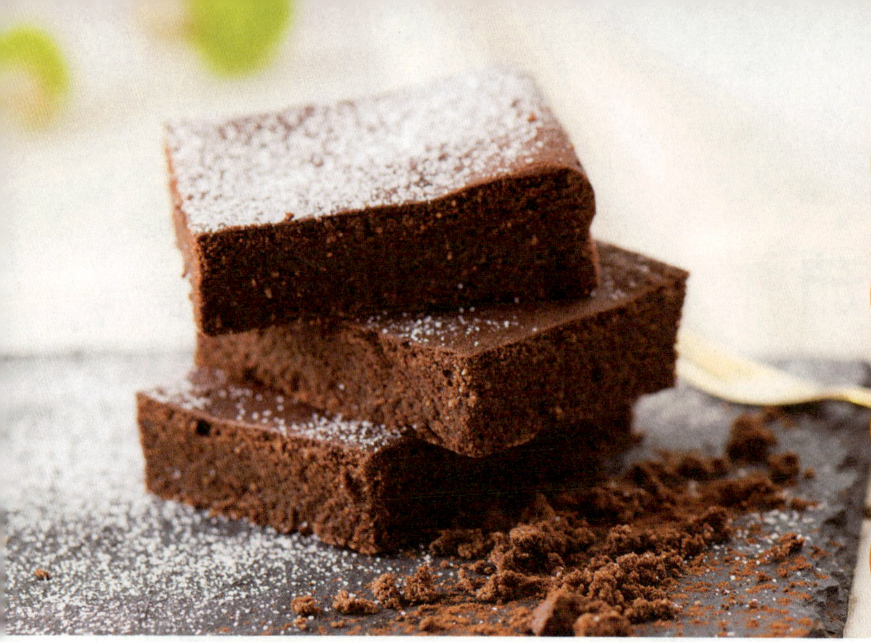

单人份

重量 35 g

热量 80 kcal

蛋白质 3.8 g

脂肪 5.5 g

碳水化合物 3.9 g

净碳水 3.9 g

黑森林布朗尼蛋糕

适合 8 人

材料

- ✓ 无糖可可粉 …… 60g
- ✓ 杏仁粉 …… 30g
- ✓ 赤藓糖醇 …… 65g
- ✓ 鲜奶油 …… 60ml
- ✓ 苏打粉 …… 1/2 小匙
- ✓ 鸡蛋（全蛋） …… 2 颗
- ✓ 香草精 …… 1/2 小匙
- ✓ 盐 …… 少许

做法

1. 烤箱先预热 185/190°C，将赤藓糖醇打成细粉备用。
2. 过筛可可粉、杏仁粉及苏打粉备用。
3. 将蛋、鲜奶油及香草精搅拌均匀。
4. 将步骤 2 及步骤 3 以及赤藓糖醇、盐，混匀并倒入烤模，然后轻敲桌面去除气泡。
5. 烤约 30 分钟，用牙签测试，不沾黏牙签即可。

※ 上火 185℃，下火 190℃ /30 分钟

小贴士

蛋及鲜奶油最好先退冰至室温。蛋糕烤完放凉可以冷藏保存3天，冷冻则可保存1周。

蓝莓
坚果酸奶

适合
1
人

材 料

- ✓ 新鲜蓝莓 …… 10g
- ✓ 核桃 …… 1 颗
- ✓ 酸奶油 …… 40ml
- ✓ 甜菊糖苷 …… 少许

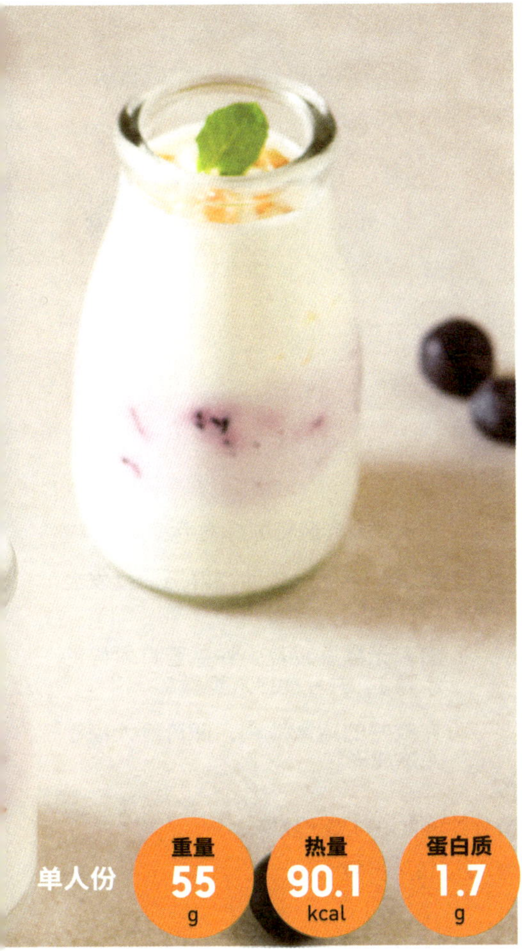

做 法

1. 先将甜菊糖苷跟酸奶油搅拌均匀。
2. 将核桃剥小块，跟蓝莓一起拌入步骤 1 即可享用。

小贴士

1. 这是一款很适合生酮者的小点心。
2. 核桃可以换成夏威夷果、巴西坚果等脂肪含量较高的坚果。
3. 甜菊糖苷依自己喜好的甜度适量加即可。

	重量	热量	蛋白质	脂肪	碳水化合物	净碳水
单人份	55 g	90.1 kcal	1.7 g	8 g	3.0 g	2.6 g

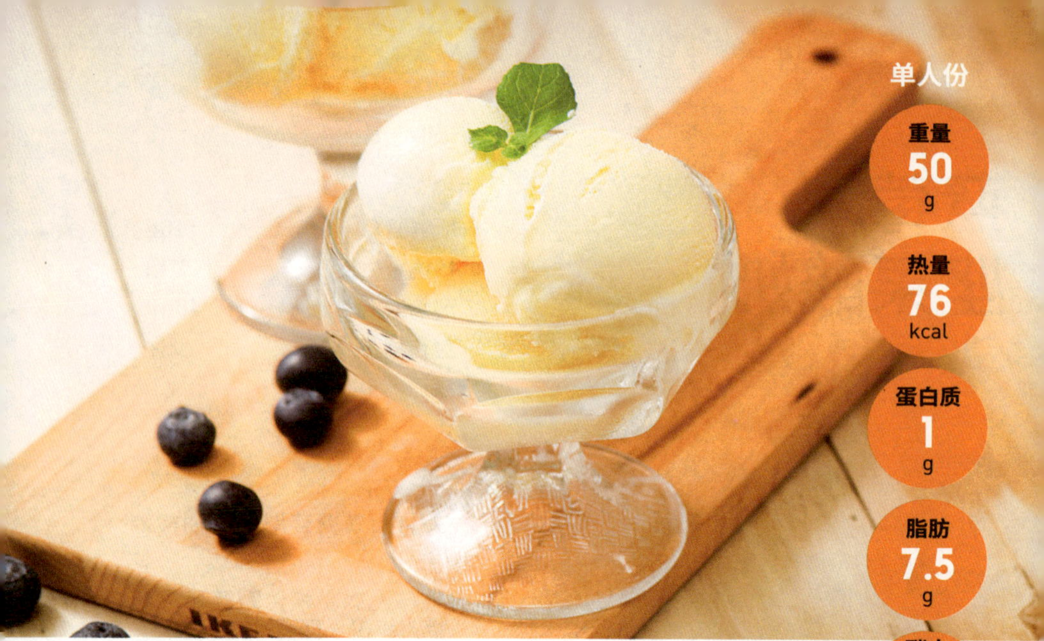

单人份

重量	热量	蛋白质	脂肪	碳水化合物	净碳水
50 g	76 kcal	1 g	7.5 g	1.1 g	1.0 g

防弹冰激凌

适合 8 人

材料

- ✓ 香草精（香草荚）…… 3 滴
- ✓ 鲜奶油 …… 150ml
- ✓ 赤藓糖醇 …… 50g
- ✓ 无糖豆浆 …… 50ml
- ✓ 蛋黄 …… 2 颗
- ✓ 盐 …… 少许

做法

1. 将蛋黄及赤藓糖醇打发至浅黄色。
2. 准备一个盆，将动物鲜奶油打发至搅拌器拉起来有勾角。
3. 加入无糖豆浆及少许盐至打发好的步骤 1，并轻搅拌入步骤 2。
4. 完成好的冰激凌糊，即可倒入模型冷冻成形。

小贴士

1. 食用前，先从冰箱取出等待 5～10 分钟再食用口感比较好。
2. 若要调成巧克力风味，可加 1 大匙可可粉至步骤 2。

陈博士说健康系列

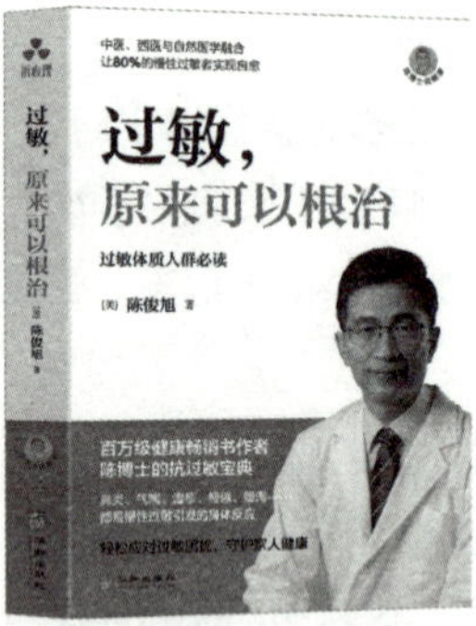

一到春季就过敏，如何防护和治疗？

24 个陈博士小讲堂 +20 个陈博士防敏绝招，教你用对方法阻断过敏，轻松应对过敏困扰，守护家人健康。

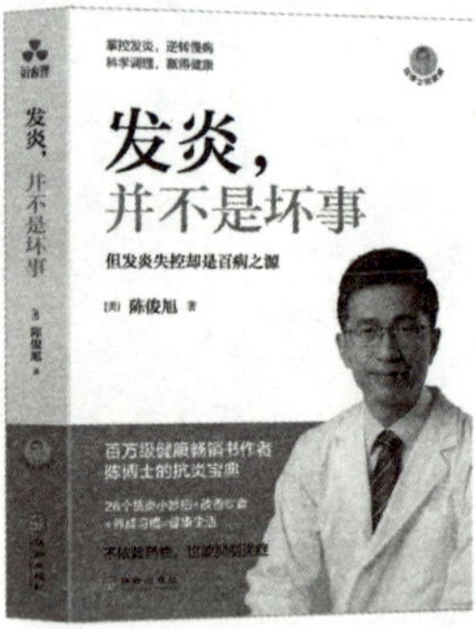

身体发炎怎么办？如何有效管理和治疗？

1 个抗发炎概略图 +1 个慢性发炎指数调查表 +26 个抗炎小妙招，教你不依赖药物，也能抑制炎症。

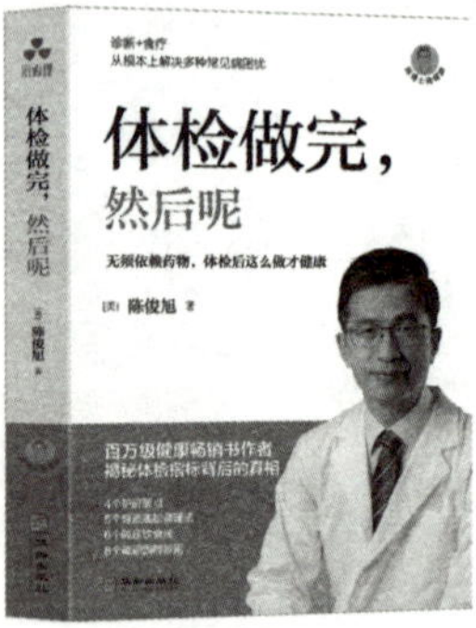

体检报告怎么解读？因长期打针吃药而疲惫不堪？

4 个护肝要点 +5 个骨质疏松调理法 +6 个降压饮食法 +8 个降胆固醇妙招，让你无须依赖药物，从此告别健康困扰，拥抱美好生活。